聂光宇 石怀东 著

罗华送 屈庆 主审

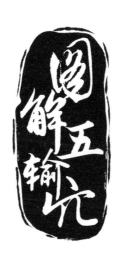

U0261262

◎ 山东科学技术出版社

·济南·

图书在版编目（CIP）数据

图解五输穴 / 聂光宇, 石怀东著 . -- 济南：山东
科学技术出版社，2022.6
ISBN 978-7-5723-1202-1

Ⅰ . ①图… Ⅱ . ①聂… ②石… Ⅲ . ①五输穴 – 图
解Ⅳ . ① R224.2-64
中国版本图书馆 CIP 数据核字（2022）第 039474 号

图解五输穴
TUJIE WUSHUXUE

责任编辑：张丽炜
装帧设计：孙小杰

主管单位：山东出版传媒股份有限公司
出 版 者：山东科学技术出版社
　　　　地址：济南市中区舜耕路 517 号
　　　　邮编：250003　电话：（0531）82098088
　　　　网址：www.lkj.com.cn
　　　　电子邮件：sdkj@sdcbcm.com
发 行 者：山东科学技术出版社
　　　　地址：济南市市中区舜耕路 517 号
　　　　邮编：250003　电话：（0531）82098067
印 刷 者：济南新先锋彩印有限公司
　　　　地址：济南市工业北路 188-6 号
　　　　邮编：250101　电话：（0531）88615699

规格：16 开（150 mm × 240 mm）
印张：27.75　字数：224 千　印数：1~5000
版次：2022 年 6 月第 1 版　印次：2022 年 6 月第 1 次印刷
定价：118.00 元

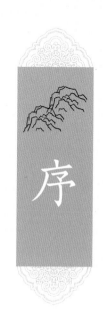

序

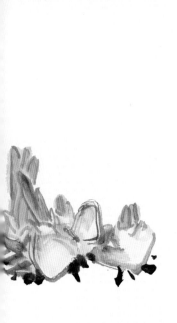
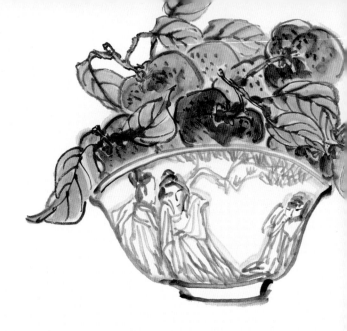

　　从医三十多年，我运用中医技术治愈了成千上万的患者，但我始终坚持与推崇的是技术背后更为坚实、亘古不变的文化力量。

　　中医文化的迷人之处在于它的哲学境界。

　　中医始终讲求"道"与"术"的关系。术是专业的技术成分，道是结合哲学、文学、艺术等方面最终淬炼出来的至高的思想境界。道其实也并不高深晦涩——"大道至简"。简单而快乐地生活，与自然环境融为一体，与社会亲密无间，与亲人朋友和谐相处，与疾病和平相处，这就是"简"的最好诠释。

　　在我看来，中医运用一草一叶、一针一石只因有了文化的支撑，才获得了更高的灵性和生命力。

　　我曾经深挖自己家族的德禄中医文化，并赋予了它新的生命；我也曾经为一座经年失修的百年老宅，加注丰富的中医文化元素，将其修建成一座别具一格的中医馆，让它焕发新的青春。任何技术如果没有文化的浸润，它的价值和魅力必然会缺失很多，古韵如此，书画如此，中医亦如此。

在书中，作者结合诗、文、书、画，让一个个穴位有了灵气和生命感。以明代李梴的药学诗歌切入，诗中藏穴，风格独特，妙不可言！再辅以原创小诗、中医典故、书法绘画等手法予以生动解析，所拓展出来的是文学的思想，美学的享受，历史的韵味。一条条经络似乎是主流和干支，一个个穴位好比岛屿和山丘，解读出了中华传统文化的博大之美，也支撑住了一个个小小穴位的时代地位。

年入不惑才渐渐明白，其实中医在大众中传播的就是一种生活态度，这种态度会让你明白天地人之间的关系，了解生命的生生息息；你会更加懂得整体与大局，适应与应对；你不会纠结，少以盲动，能够正确地解决各种问题；这样的你又何患大病袭来，何忧职场尴尬，何惧人际冲突？你会绕开诸多的烦恼和痛苦，快乐而又平和地生活着。如此，于个人，你会内心清明；于世界，也将繁荣美好。

感谢作者，给出了一把通往中医之门的金钥匙！

中医就是一种生活态度，一种积极的生活态度！

浙江省推拿学会副会长

杭州市针灸推拿学会会长

浙江省名中医

詹强

辛丑年惊蛰于杭州

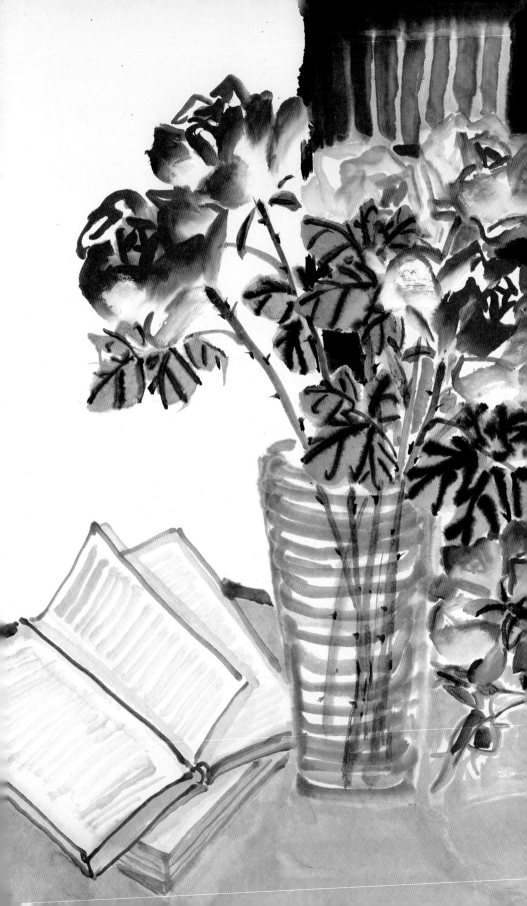

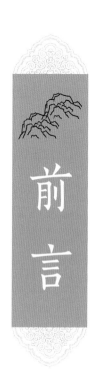

前言

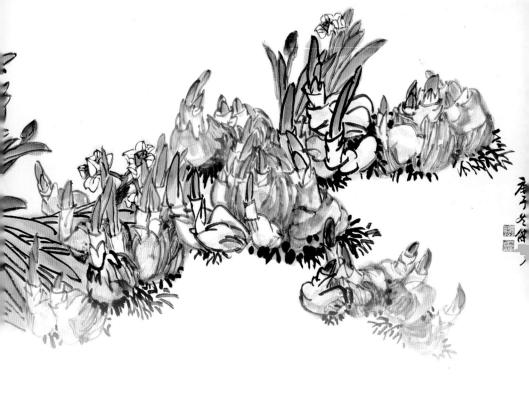

感受中医，从哪儿开始呢？

体会身体上的感觉，看得见、摸得着，绿色环保又方便。但细想想，皮肤上又没什么标志，古人怎么找出这么多的穴位点，又取了相应的名字呢？如果不了解"点"中气血的"脾气"与"秉性"，怕是很难找出它们并命名它们。能不能从研究这些名字开始，顺藤摸瓜看看古人是怎么想的呢？

不妨倒推一下。你看甲骨文，很像简笔画。画其实是文字的雏形。文字虽然简洁，便于传递信息，但也失去了对事物描述的生动性、直观性。给穴位起名的过程，也是古人"看"到了穴位里气血运行，再定格画面的过程。他们观察的是古人描述的"内景隧道"，并不是今天借助仪器观察到的血管、肌肉、神经等。

先哲是诗意的，是洒脱的，他们看过山川小溪，到过官殿庭院，听过水流花开，参考这些景致形容气血并命名，既清晰又充满想象。

那我们可不可以用传统的国画技法，创作出表达穴位的画面呢？

比如有脾经"大都"穴，健康状态下，脾之气血在这里垒起"高台都城"；病理状态下，这里又是水湿泛滥、溃溃乎之"危城"。有了市井的轮廓后，我们布上火光，象征穴位属火；远方的寒潭，象征湿气清冷，也与"都"字做"池"解相呼应；用黄为底色，来呼应脾之土德，如《黄帝内经》所云"其色为黄"。这样，一幅画就骨肉充盈起来。

读者揣摩了细节，是不是也了解到一些中医理论呢？

我们构思画面，就从穴名而来，比如：

太溪一定大水如瀑，水流旁我们增加了女娲造人的形象，这样与肾主生殖、伎巧的功能相符，黑色的背景与肾封藏幽闭的状态呼应。

委中位于腿窝之中，因其别名"血郄（读如'细'，同'隙'）"，又因传统多取此穴进行放血治疗，我们就取鹰嘴象示针刺，冰封象示腿型，将这个治疗过程具象呈现。

陷谷，甲骨文的"陷"字，就是小鹿跌进陷阱的形象。它善治水肿，我们就以洪水滔天的意象来表达它。

三间，其实"三"字的源头是天上的"参"宿。林中风起，上映星辰。

唐代医家孙思邈说："凡诸孔穴，名不徒设，皆有深意。"深意在笔下就成了色彩之浓淡、线条之轻重，都藏着中医基础理论的影子。《黄帝内经》《针灸大成》这些晦涩的知识，就应该活灵活现，就应该赏心悦目。

画面

我们选择了中国风，与古朴的穴名相宜，国风也不仅是水墨，有更多年轻化的表达，只要它是能给人想象的，是含蓄的，是有"胃气"的。一位朋友看到大都里的月下寒潭，就很有感觉，但感觉到什么，却是很个人的体会，就像中医的辨证施治。像一位读者评价说，"身体里竟然有如此瑰丽的世界"，我们也希望看书的你能把身心放进画中，在这个世界里畅游、想象。

主题

五输穴是中医穴位里最古老的一支，包含原穴，一共六十六个。《医学入门》总结说："周身三百六十穴，统于手足六十六穴。"我国现存最早的医学著作《黄帝内经》里只记载了约一百六十个穴位，五输穴就已全部在内。其分布在从指间到肘窝、脚尖到膝盖的四肢末梢上。古人用水流来比喻，叫作"井、荥、输、经、合"，代表了气血由小变大，由源头井口入脏腑大海的过程。山水画面感强，又有连续性。组合起来如同欣赏一卷古画，有低谷、有高潮。

重要的是，五输穴很安全，因为它们位于四肢，古人通过它们来治疗很多头脑、胸腹病症，绝不是头痛医头、脚痛医脚。古之圣人还用这些穴位来应对气候变化、民之疫疠（读如"力"，意为瘟疫），这蕴藏了中医对人、对自然的思考。

另外，中医文化的精髓在阴阳，在五行。五输穴有五行的属性，生克的关系一加入，用法就更加丰富，透过五输来"链接"五行，选取"五色"来表达，希望能在您的脑海中留下深刻印象。

结构

　　五输穴都以井为始，正如《难经·六十三难》说"井者，东方春也"，它代表了一种生机。《太素》卷十四四时脉诊注："阴阳本始，有十二经脉也，十二月经脉，从无行生也……脉从五行生，木生二经，足厥阴、足少阳也。火生四经，手少阴、手太阳、手厥阴、手少阳也。土生二经，足太阴、足阳明也。金生二经，手太阴、手阳明也。水生二经，足少阴、足太阳也。此为五行生十二经脉。"这其实是一个相生的顺序，无论是经络还是五输穴，都以春、以井为始。我也沿用了这样的顺序。

　　讲解每一个穴位作为一个小单元，分为题画小诗、画中故事、穴名小解、中医典故、《内经》伴读五个部分。有个小彩蛋，比如当你把肝经五输穴的《内经》伴读文字连起来，你会发现这都是在讲五行中的木；当你把所有井穴的《内经》文字连起来看，你会发现这又是出于同一章节，这样的读法或许会更有趣些。

　　引用针灸大家单玉堂老先生的话来解说穴位的释名，"一是强化针灸的文化内涵；二是便于培养原汁原味的中医思维，有助于开悟，提高临床配穴能力"。如果说基因是人类遗传的密码，那我们中国人除了双螺旋结构外，身体奥秘中一定还蕴藏了更多无形的东西。

　　穴位是身体上的一扇扇窍门，打开"它"，我们就能与自然相通，与古人相通。

感谢

这本书，由我主笔，除了本书中介绍的五输穴，人体上其余的三百多个穴位每个都有故事。

计算机博士石怀东——石师兄，是我在"蒙蒙紫芽"工作室的合伙人。当我沉浸在穴名故事里没有产品头绪时，是他"用国风的方式画穴位"的想法启发我找到灵感，后来才诞生了这么多精彩的画作。构思始于我们二人，之后既有家学传承，又在杭州中医院一线工作的针灸医生屈庆也参与进来，至此，从典籍到临床，从儒释道到一味药，成了我们每周的话题。

这本书的出版也离不开罗华送医生、黄拓医生对我的"二次中医启蒙"，他们重塑了我对天文与中医的认知；吴山李东兄与我们追忆道家与中医的渊源；更要感谢画家冯冬杰、朱睿，有了他们的帮助，我们才知道如何把想法变成画，如何把画作得美又有中国韵味。薛潮、阿泽、苗青、孟子君、穆楠、杨超平、张昱涵、李菁、宁心等小画师的到来，使得医与画能融合在不同风格的作品中，孝文、昕明对设计感的坚持，更让字、画、穴位图浑然一体。

回首这段日子，恍如梦境。好像我搭着大家的船，在这色彩斑斓的中医海洋里走走停停，到达终点时，才发现又是一个充满未知的起点。

聂光宇

壬寅年四月

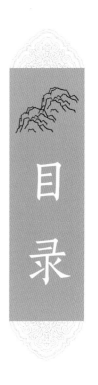

目录

基础知识提要

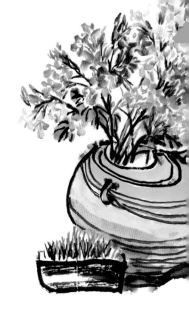

五输穴，这是《黄帝内经》及《难经》中收录最完整的一个古老穴位家族。全身十二条正经，在手足至肘膝之间，每一条经络都依次分布着"井、荥、输、经、合"五个穴位，就是五输穴。

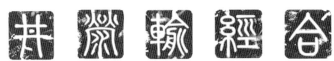

五输穴象征着经气如河流一般涌出、微流、布散、激荡、入海的状态，即"所出为井，所溜为荥，所注为输，所行为经，所入为合"，其穴还有五行属性。比如足厥阴肝经，它的五输穴，分别是井穴大敦，属木；荥穴行间，属火；输穴太冲，属土；经穴中封，属金；合穴曲泉，属水。

十二条经络，手厥阴心包经、手少阴心经、手太阴肺经、足厥阴肝经、足少阴肾经、足太阴肺经，这六条属阴；手少阳三焦经、手阳明大肠经、手太阳小肠经、足少阳胆经、足阳明胃经、足太阳膀胱经，这六条属阳。

其中，阴经的井穴属木，五输穴从井穴开始，至合穴，取相生的序列，五行属性依次为"木、火、土、金、水"。阳经井穴属金，也取相生之序列，五行属性依次为"金、水、木、火、土"。比如足少阳胆经井穴足窍阴属金，荥穴侠溪属水，输穴足临泣属木，经穴阳辅属火，合穴阳陵泉属土。

明白了属性，我们再来了解一下古人治疗病症一个很重要的原则，就是"实则泻其子，虚则补其母"。比如肝属木，肝的实证就找肝经的子穴，因木生火，就找肝经属火的行间穴来针刺做泻法。肝气虚弱，就找肝经的母穴，因水生木，即肝经属水的曲泉穴针刺做补法。

此外，十二正经各有一原穴，也被纳入五输穴体系里。但阴经的原穴即五输穴中的输穴，如肝经太冲穴既是输穴，又是原穴。阳经原穴却另有一独立穴位，夹在输穴和经穴之间。比如胆经原穴是丘墟穴，输穴是足临泣穴，二者不同。原穴在经典记载中并未提及其五行属性。但也有医生解读阳经的原穴属火，且有火向上升的态势，与之对应，阳经的经穴属火，有火向下降的趋势，仅作参考。综上所述，五输十二原穴全身共计六十六穴（详见附表）。

最后，区分几个名称。"腧穴"，即穴位总称；"输穴"，多指"五输穴"及井荥输经合之"输穴"；"俞穴"指后背膀胱经的一组背俞穴，如肺俞、心俞等。特此说明。

好了，我们这就踏入这个神奇的穴位世界吧。

附表

《灵枢·本输》	所 出	所 溜	
《难经·六十八难》	井主心下满	荥主身热	输主
五输名称	井	荥	输
足厥阴肝经	大敦（木）	行间（火）	太
足少阳胆经	足窍阴（金）	侠溪（水）	足临
手少阴心经	少冲（木）	少府（火）	神
手太阳小肠经	少泽（金）	前谷（水）	后
手厥阴心包经	中冲（木）	劳宫（火）	大
手少阳三焦经	关冲（金）	液门（水）	中
足太阴脾经	隐白（木）	大都（火）	太
足阳明胃经	厉兑（金）	内庭（水）	陷
手太阴肺经	少商（木）	鱼际（火）	太
手阳明大肠经	商阳（金）	二间（水）	三
足少阴肾经	涌泉（木）	然谷（火）	太
足太阳膀胱经	至阴（金）	足通谷（水）	束

	所　过	所　行	所　入
节痛	虚实皆拔之	经主喘咳寒热	合主逆气而泄
	原	经	合
穴）		中封（金）	曲泉（水）
）	丘　墟	阳辅（火）	阳陵泉（土）
穴）		灵道（金）	少海（水）
）	腕　骨	阳谷（火）	小海（土）
穴）		间使（金）	曲泽（水）
）	阳　池	支沟（火）	天井（土）
穴）		商丘（金）	阴陵泉（水）
）	冲　阳	解溪（火）	足三里（土）
穴）		经渠（金）	尺泽（水）
）	合　谷	阳溪（火）	曲池（土）
穴）		复溜（金）	阴谷（水）
）	京　骨	昆仑（火）	委中（土）

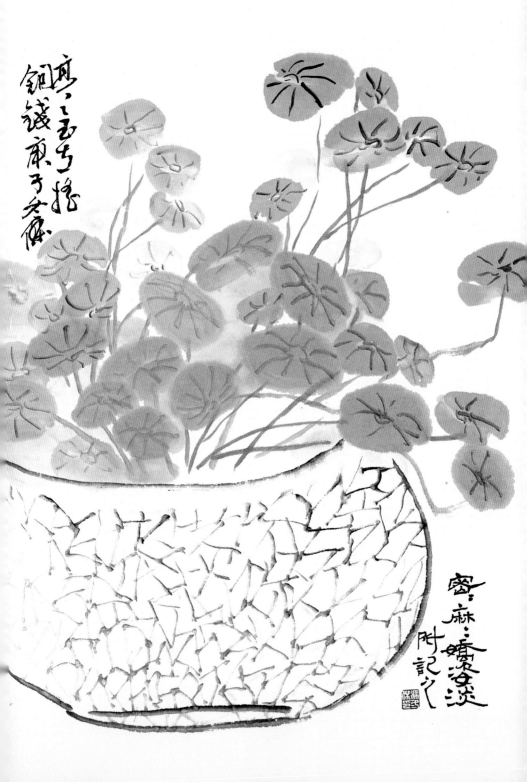

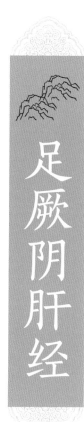

足厥阴肝经

春 游

[明]李梴

云霞烟锁大敦峰，
忘却行间转太冲。
坐望中封无路入，
曲泉行水听淙淙。

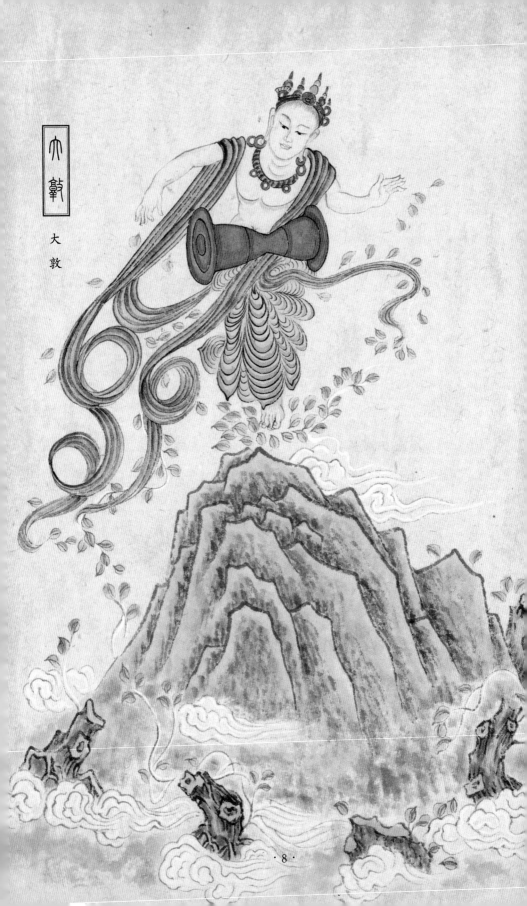

大敦

题画小诗

土丘敦敦，以象大趾之实；
将军之官，即是肝经之使。
和颜擂鼓，肝木从此生发；
云叶缭然，正象青魂欲腾。

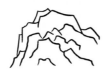

画中故事

经气所出，象示水的源头，称为"井"。大敦为肝经井穴，五行属木。

矮墩墩的山丘上，青青翠翠，这座小丘，叫"大敦"，就是矮矮的平平的山头。咚咚咚、咚咚咚的声音传来，是谁在敲鼓呢？

你看取自敦煌壁画里的形象——一位将军从小山上徐徐飞起，他头戴宝冠，脖饰项链，腰系长裙，肩披彩带，直鼻秀眼，眉细疏朗，嘴角上翘，微含笑意，正挥舞手臂，自由自在地敲着红彤彤的"塔布拉"鼓，那是一种源自印度的古老乐器，如在春光虚空中漫步。

敦煌壁画很多形象都与印度文化交融。飘逸如叶的衣裙下，露出有力的足部，和大敦穴的位置呼应。

我们常听故事中讲"擂起战鼓""鸣金收兵"，鸣金就有收敛的意味了。而属木的大敦穴，却充满刚刚萌发的生机，一股鼓舞士气的力量。

画中连那小草嫩叶也都随风起舞呢。清朝医家黄元御也曾比拟肝为乙木，"盖乙木上升，是为枝叶，甲木下降，是为根本"。

此处甲木指胆，肝胆二者虽同属木，但作用的方向却大相径庭。

大敦属木，肝亦属木，故为肝经本穴。它能激发肝的功能。肝善藏血，此穴能止崩漏，好像木的酸味儿能收敛一样，也保护着我们气血的"墩根"呢。

穴名小解

大脚趾敦厚胖大，如覆碗状的小山。《释名》说"一成为敦丘"，"成"就是重叠的"重"。两重丘叠起来叫陶丘，三重丘就是高一万一千里的昆仑山了。

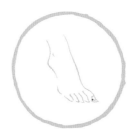

大脚趾外侧趾甲角。

《针灸大成》："足大趾端，去爪甲如韭叶，及三毛中。足厥阴肝脉所出为井木。《铜人》针三分，留十呼，灸三壮。

"主五淋，卒疝七疝，小便数遗不禁，阴头中痛，汗出，阴上入小腹，阴偏大，腹脐中痛，悒悒不乐，病左取右，病右取左。腹胀肿病，小腹痛，中热喜寐，尸厥状如死人，妇人血崩不止，阴挺出，阴中痛。"

注：五淋，即石、气、膏、劳、血淋统称。血崩，妇女经期未到，突然子宫内大量出血。

中医典故

古人说春夏秋冬四季之气各不相同，《灵枢·顺气一日分四时》记载，"春生，夏长，秋收，冬藏"是四气的常态，人与之相应；一天也可以分四季，"朝则为春，日中为夏，日入为秋，夜半为冬。朝则人气始生，病气衰，故旦慧；日中人气长，长则胜邪，故安；夕则人气始衰，邪气始生，故加；夜半人气入脏，邪气独居于身，故甚也"。你看，如果感冒，一天里面为什么早上轻、晚上重？这是因为我们的气，与身体里的"四季"息息相关，就请在这一抹青翠中体味蒙蒙的初春吧。

《内经》伴读

《灵枢·经水》："足厥阴外合于渑水，内属于肝。"

古人将十二条经络与古地理十二条大河一一对应，其质朴的"天人合一"之学可见一斑。肝经在自然界中对应渑水，在内联属肝脏。渑水出自齐故城小城西，今山东省临淄地区，古时此处平地出泉，泉流汇聚成池，称申池，为渑水源头。

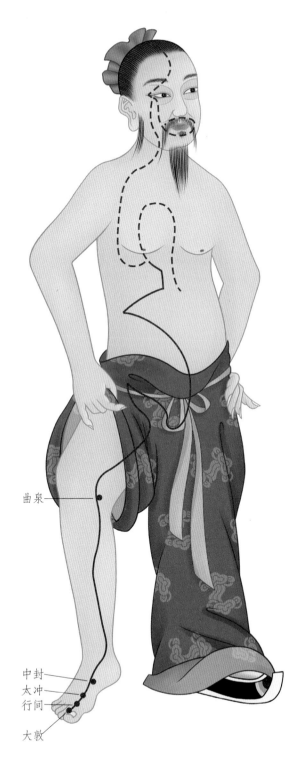

足厥阴肝经

曲泉

中封
太冲
行间
大敦

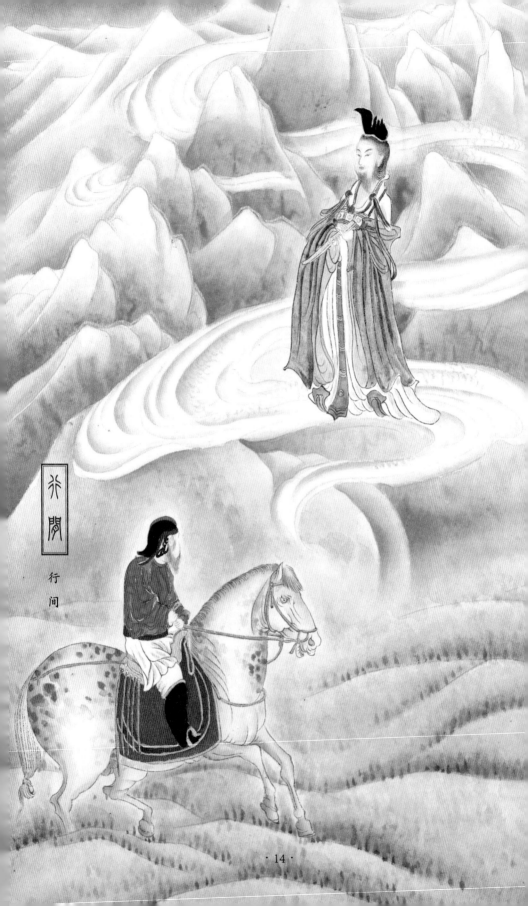

行间

题画小诗

草青马赤，肝青而荣色红；

万里西行，以象大趾之力。

一言止杀，本穴能息肝火；

龙马相会，治国养生一理。

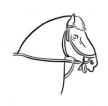

画中故事

经气所溜，象示刚出的泉水微流，称为"荥"。行间为肝经荥穴，属火。

在行间穴的画面上，骑红马的人是谁？在云端的人又是谁呢？

公元 1219 年，属马的成吉思汗派人请属龙的丘处机相见，七十多岁的丘真人历时三年才抵达现阿富汗境内的大雪山，完成"龙马相会"。

四处征战的大汗，血染征袍，胯下战马力竭；西行万里的真人，平静如水，云中龙纹隐现。大汗问治国养生之道，老神仙奉劝他敬天爱民，平息肝火，就如同品尝苦味的清火药。杀气腾腾的成吉思汗果然回心转意，真正思考起从扩张到治理的帝王之术。

这"一言止怒"的本事很像行间穴的功效。在脚上循经而行，大敦出发不久，就看到前面两座"山"一般的脚趾要合拢，那就是"行间"穴的所在。

行间藏在大脚趾、二脚趾之间的趾缝里，走路时会扭转用力，与肝、筋善动的特点相应，所以得名。也有医家说"间"（读如"见"）有"愈"的意思，"病间"就是"病愈"，《论语》里就有孔子"病间"的描写。气通行，当然病可消。

五行中火是木的孩子，行间为荥穴属火，是肝经的子穴，在中医治则中有"实则泻其子，虚则补其母"的说法，即肝之实证可选取肝经五输穴的子穴，即木之子，属火的穴位，用泻法以去邪气。

穴名小解

行走着力的脚趾之间。气得通行，病可间愈。

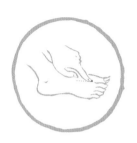

足背上，足大趾、二趾缝纹头端凹窝。

《针灸大成》："足大趾缝间，动脉应手陷中。足厥阴肝脉所溜为荥火。肝实则泻之。《素注》针三分。《铜人》灸三壮，针六分，留十呼。

"主呕逆，洞泄，遗溺癃（读如'龙'）闭（意为小便不通），消渴嗜饮，善怒，四肢满，转筋，胸胁痛，小腹肿，咳逆呕血，茎中痛，腰疼不可俯仰，腹中胀，小肠气，肝心痛，色苍苍如死状，终日不得息，口喎（读如'歪'，意为嘴歪），癫疾，短气，四肢逆冷，嗌（读如'益'，意为咽喉）干烦渴，瞑不欲视，目中泪出，太息，便溺难，七疝寒疝，中风，肝积肥气，发痎（读如'皆'）疟（意为疟疾），妇人小腹肿，面尘脱色，经血过多不止，崩中，小儿急惊风。"

注：转筋，俗称抽筋，多由气血不足，风冷或寒湿侵袭所致。小肠气，即疝气，为小肠坠入阴囊，阴囊胀大，并伴有睾丸牵少腹疼痛症状。面尘，指面色灰暗，如蒙灰尘之状。

中医典故

　　龙纹红影，如梦如幻。关于梦境，黄帝也曾问过，身体的有余不足，有什么显现呢？如何察觉呢？岐伯说："阴气盛，则梦涉大水而恐惧；阳气盛，则梦大火而燔（读如'凡'，意为火烧）灼；阴阳俱盛，则梦相杀。上盛则梦飞，下盛则梦堕；甚饥则梦取，甚饱则梦予；肝气盛，则梦怒，肺气盛，则梦恐惧、哭泣、飞扬；心气盛，则梦善笑恐畏；脾气盛，则梦歌、身体重不举；肾气盛，则梦腰脊两解不属。凡此十二盛者，至而泻之，立已。"

　　人在小时候长个子很快的那段时间，的确会做从高处坠下的梦。五脏之气有偏盛，则生疾，每一种情绪都与脏腑是否平衡有关，如果肝气盛，梦里也会有发怒的情绪，这时不妨揉揉行间穴。

《内经》伴读

　　《素问·金匮真言论》："东方青色，入通于肝，开窍于目，藏精于肝，其病发惊骇。"

　　东方的青色，与肝相通，肝开窍在眼睛，经气内藏于肝，发病时常表现为惊骇。古时候小儿惊风常责之于肝。东方、青色、肝、目，似乎风马牛不相及，但表象背后，古人看到的是相似的特质，如果我们一定要为这特质命名，就是"气"吧。

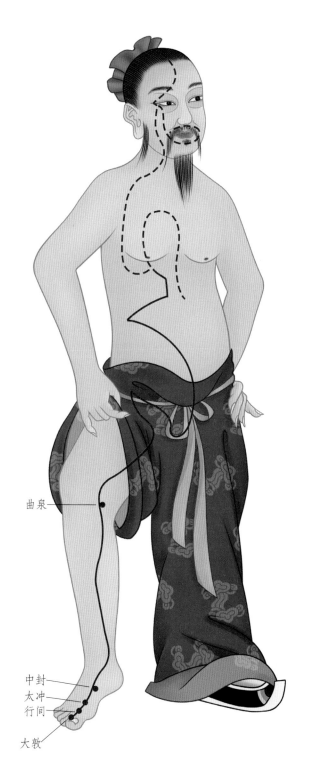

曲泉—

中封—
太冲—
行间—

大敦—

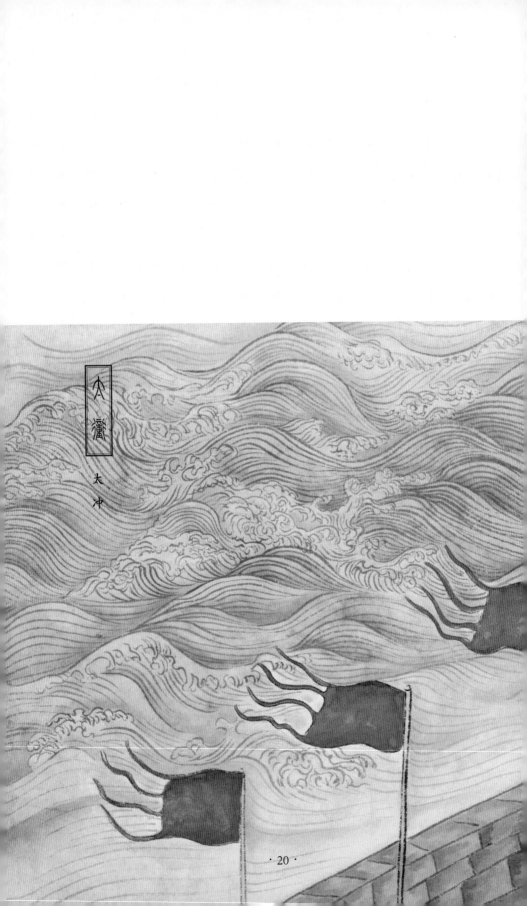

太沖

题画小诗

武侯功成，
以象谋虑出焉；
东风已至，
正是肝气推输。
洪波涌起，
太冲能决生死；
一战三分，
以象有子之功。

· 21 ·

画中故事

经气所注，象示水流由浅入深，称为"输"。太冲为肝经输穴，属土。太冲还是本条肝经经脉的原穴，原即本源、原气之意，是脏腑原气经过和留止的部位。十二经脉在四肢各有一原，又名"十二原"。

"原"字，与"泉"字很像，泉的象形字加上一笔，即是原，指在某样东西下流出的水，但此流水更为隐蔽，影影绰绰。

原来、原本等词也表明本来并没发现，后来才知晓的意思。原穴也有此意吧。

《难经·六十六难》云："五脏六腑之有病者，皆取其原也。"曾有针灸医者悬挂十二原穴图在墙壁之上，以求顿悟身体之妙，生命之匙。

画面上这个摇着羽扇的人，大家应该认识，他就是谋略最出众的蜀中军师诸葛亮！他舞剑借东风，运筹帷幄；滚滚波涛，自东奔来；孔明雍容和缓，时空却已变换，借到东风正是因为他懂得节气的转换。

太冲属土，其用为缓急，可疏肝柔肝。中医描绘说："肝者，将军之官，谋虑出焉。"除了要有统领千军万马杀敌的勇气，还要有所谋虑。就像肝尽管是像春天升发起来的木气，但却不是在透支生命力地拔苗助长，还要有所藏，譬如肝藏血，这就是肝的收放自如了。

唐代医家王冰说："勇而能断，故曰将军。潜发未萌，故谋虑出焉。"升发也要有智慧，慢悠悠地像流水一样长大最好。

穴名小解

太就是大，冲即要冲，这是肝经之河水激荡处，护藏热血的闸门。令肾脉、冲脉合并下行循足，盛大状，亦称太冲脉。

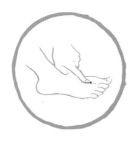

足背，足大趾、二趾缝上推约两横指骨缝中。

《针灸大成》："足大趾本节后二寸。或云一寸半内间动脉应手陷中。足厥阴肝脉所注为俞土。《素问》女子二七，太冲脉盛，月事以时下，故能有子。又诊病人太冲脉有无可以决死生。《铜人》针三分，留十呼，灸三壮。

"主心痛脉弦，马黄，瘟疫，肩肿吻伤，虚劳浮肿，腰引小腹痛，两丸骞缩，溏泄，遗溺，阴痛，面目苍色，胸胁支满，足寒、肝心痛，苍然如死灰状，终日不得息，大便难，便血，小便淋，小肠疝气痛，㿉疝，小便不利，呕血，呕逆（意为气逆而产生呕吐的感觉），发寒，嗌（读如'益'，意为咽喉）干善渴，肘肿，内踝前痛，淫泺，骺（读如'横'，意为小腿）痠（读如'酸'，同'酸'），腋下马刀疡瘘，唇肿，女子漏下不止，小儿卒疝。"

中医典故

在浩瀚的中医世界里，太冲不仅可以用来命名穴位，在特定的情境中还指"太冲脉"，《素问·上古天真论》有"女子二七而天葵至，任脉通，太冲脉盛，月事以时下，故有子"之说，古时女子十四岁即婚配而能孕育，就是因为太冲脉已然盛大的缘故。王冰注曰："太冲者，肾脉与冲脉合而盛大，故曰太冲。"姚止庵注曰："任、冲，奇经脉也。肾气全盛，经气流通，冲为血海，任主胞胎，二者相资，故能有子。"都在说冲脉与生育的关系。

此外，危重病患者，也可以与肾经原穴太溪一道，凭其搏动情况来判断死生。

《内经》伴读

《素问·灵兰秘典论》："肝者，将军之官，谋虑出焉。"

肝在脏腑中是有勇有谋的将军，也呼应了"肝体阴而用阳"之说。

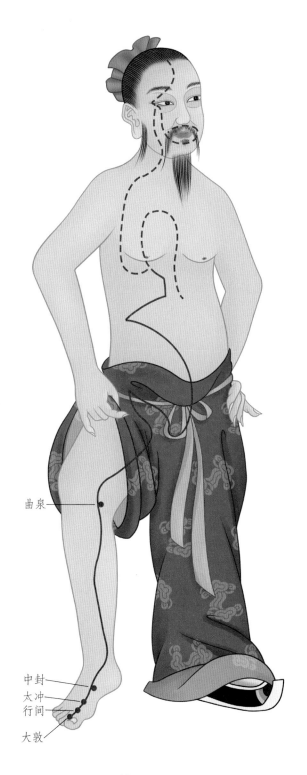

曲泉———

足厥阴肝经

中封———
太冲———
行间———

大敦———

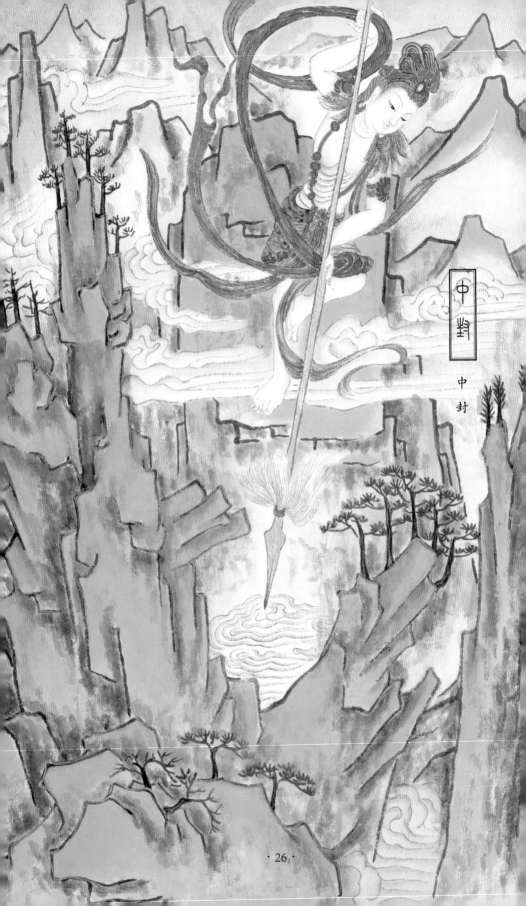

中封

中封

题画小诗

巨壑封池，如藏肝经血气；
贰师刺之，此穴款通木风。
山色青青，春境苍翠满目；
金枪挺刺，悬泉经穴是金。

画中故事

经气所行，象示水在通畅的河道中流过，称为"经"。中封为肝经经穴，属金。

青翠的群山之中，有一位神将，眉目淡然，他手持银枪，刺向山间的一汪清泉。他是谁呢？

这位将军是汉朝时的名将李广利，为了取得汗血宝马，率兵讨伐大宛。行军至今甘肃敦煌之处，山穷水尽，人困马乏，到处都是黄沙，怎么也找不到水源。李将军举起佩剑怒刺石山，没想到山壁之中竟然喷出清冽的泉水，更神奇的是，水量还会随着饮水人数的多少而变化，因此后世就称此地为"悬泉置"。绘画取材于此，来展现足厥阴肝经的中封穴，穴有别称为"悬泉"。

古代有医家说中封穴在脾经的商丘穴和胆经的丘墟穴中间，就好像被这两个穴位封住了一样，而我们的画面中，清泉在两山之间也表达了同样的意思。

穴名小解

肝藏魂，肝经之气封藏在此，又封在商丘、丘墟之间。

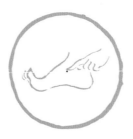

翘起大脚趾，足背内侧有一条大筋，内踝尖前方凹窝中。

《针灸大成》："一名悬泉。足内踝骨前一寸，筋里宛宛中。《素注》一寸半，仰足取陷中，伸足乃得之。足厥阴肝脉所行为经金。《铜人》针四分，留七呼，灸三壮。

"主痎（读如'皆'）疟（意为隔日发作的疟疾），色苍苍，发振寒，小腹肿痛，食快快绕脐痛，五淋不得小便，足厥冷，身黄有微热，不嗜食，身体不仁，寒疝（意为一种急性腹痛），腰中痛，或身微热，痿厥失精，筋挛，阴缩入腹相引痛。"

中医典故

青色应肝，中封穴属肝经，用山峦青翠欲滴，来体现肝经具有升发、调达之性。

《素闻·灵兰秘典论》云"肝者，将军之官"，所以肝经这个系列画作都有将军谋士的身影。他手中的银枪，代表肃杀的金气，对应着中封穴的五行属性"金"，金味为辛，有散肝脉寒凝、瘀阻之功，故还有"经主喘咳寒热"之治则，即五输穴中的经穴有治疗咳喘、寒热往来的意思。

学习中医常需"取象比类"，古人会把方向、季节合在一处看，用俯首可得的物象描绘。

如《逸周书·作雒解》载："封人社壝，诸侯受命于周，乃建大社于国中，其壝东青土，南赤土，西白土，北骊土，中央衅以黄土，将建诸侯，凿取其方一面之土，焘以黄土，苴以白茅，以为社之封，故曰：受列土于周室。"周天子取东西南北四方之土，再盖一些中原的黄土，用白茅包裹，赐给封地的诸侯。他们回到受封国后，建"大社"，就是一种盛大的祭祀活动，将所受的土安放在祭坛上。赐土就是赐国，完成这个仪式，才表示诸侯国得到了天子的认可。这色彩此时就蕴含着"灵魂"，是中国人时空合一观念的载体。

对于危重病患者，此穴可以与肾经原穴太溪一道，凭其搏动情况来判断死生。

《内经》伴读

《素问·六节藏象论》："肝者，罢极之本，魂之居也。其华在爪，其充在筋。"

肝为四肢的根本。罢，通"疲"，疲劳衰弱。肝善能解除四肢过劳而无力，是藏魂的所在，荣华表现在爪甲，且能充实筋力。

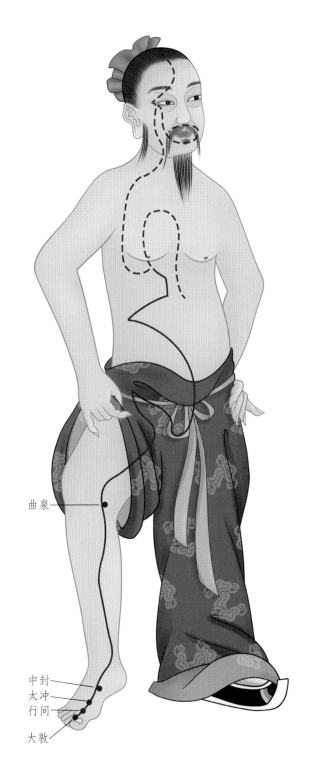

足厥阴肝经

曲泉

中封
太冲
行间

大敦

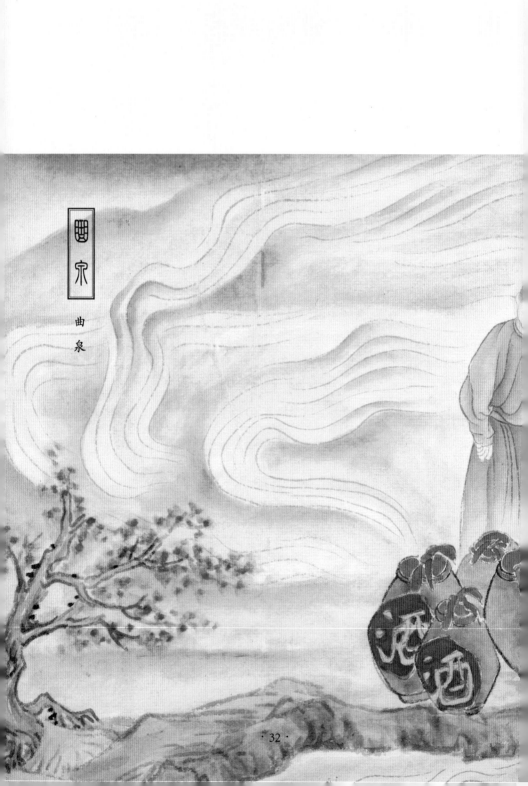

曲泉

酒气升天,
以象肝气入海;
倾泉共饮,
此地故名曲泉。
肝胆相照,
以决肝之孤勇;
军皆皂袍,
合穴水色属黑。

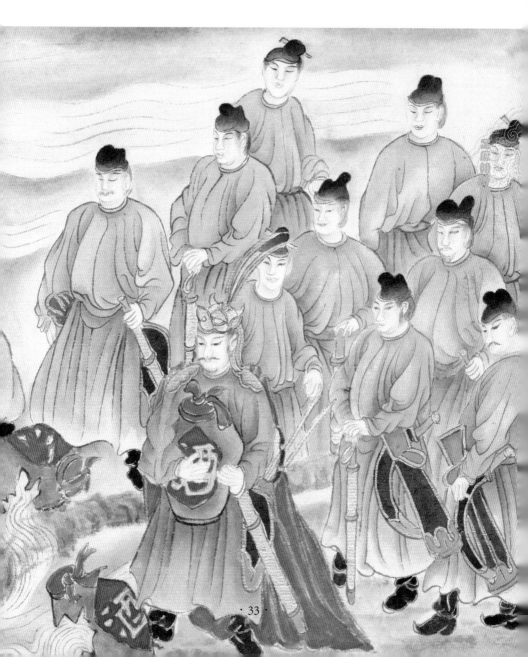

· 33 ·

画中故事

经气充盛，由此深入，汇合于脏腑，象示百川汇合入海，称为"合"。曲泉为肝经合穴，属水。

关口外的"曲泉"一片欢声雷动，这砸破酒坛的将军是谁呢？

西汉骠骑将军霍去病远征得胜归来，汉武帝遣使携酒犒赏。可酒少兵多，怎么分呢？霍将军就下令倾酒于泉，与士卒开怀共饮，这个地方就是今天的"酒泉"。此泉辗转曲折流向天边，钻入云海，象征了穴位为"入海"之合穴，属水，又能理气活血，清热除湿，与肝木柔和调达的状态吻合，万物贵柔。《灵枢·论勇》说"怯士之得酒，怒不避勇士"，侠肝义胆的军士常借酒气辅佐！

三月初三上巳节，古人要举行祈福驱恶的祭祀。仪式后，大家坐在水渠旁，在上流放置酒杯，任其流下，杯停在谁的面前，谁就饮酒或赋诗歌唱。觞(读如"商")是酒杯，通常木制，又小又轻，底部有托，可浮于水上。也有陶制的，两边有耳，又称"羽觞"，游戏时就放在宽大碧绿的荷叶上，浮水而行。玩得千古流芳者就是永和九年，兰亭清溪旁的曲水流觞。王羲之将大家的诗收集起来，用蚕茧纸、鼠须笔挥毫而书，写下了《兰亭集序》。这一武一文，都和这春水曲池结缘。

图解五输穴

穴名小解

曲泉如同曲膝而得到的一眼水泉。此穴能治隐曲之病，阴器之疾。

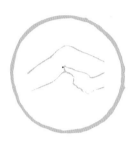

屈膝，腿略张开，膝内有一高骨，高骨后有两筋，
高骨后缘，两筋前方凹窝中。

《针灸大成》："膝股上内侧，辅骨下，大筋上，小筋下陷中，屈膝横纹头取之。足厥阴肝脉所入为合水。肝虚则补之。《铜人》针六分，留十呼，灸三壮。

"主溃疝，阴股痛，小便难，腹胁支满，癃（读如'龙'）闭（意为小便不通），少气，泄利，四肢不举，实则身目眩痛，汗不出，目𥄑𥄑，膝关痛，筋挛不可屈伸，发狂，衄（nù，意为鼻孔出血，也泛指五官和肌肤等出血）血下血，喘呼，小腹痛引咽喉，房劳失精，身体极痛，泄水下痢脓血，阴肿，阴茎痛，胻（读如'横'，意为小腿）肿，膝胫冷疼，女子血瘕（读如'假'，意为妇女肚子里结块的病），按之如汤浸股内，小腹肿，阴挺出，阴痒。"

注：血瘕，下腹部肿块，伴有腹痛及腰背痛等症，多因行经未尽，血留于经络所引起。

中医典故

穴位治法中有"虚者补其母"之则。肝气虚弱，难以决断，梦里会见到"菌香生草"，伏在草丛边躲避，"得其时则梦伏树下不敢起"。可取曲泉穴补益。此外《灵枢·厥病》有"病注下血，取曲泉"一句，指的是肝失去藏血功能而导致大便泻注下血者，针灸曲泉有效。

《按摩经》中有："夫小儿之疾，并无七情所干，不在肝经，则在脾经；不在脾经，则在肝经，其疾多在肝、脾两脏，此要诀也。"你看，小儿病因其实并不复杂，肝脾经络各穴可灵活运用。

《内经》伴读

《素问·五藏生成》："肝之合筋也，其荣爪也，其主肺也。"

肝脏与筋相应，它的荣华表现在爪甲上，肺金可制约肝木。

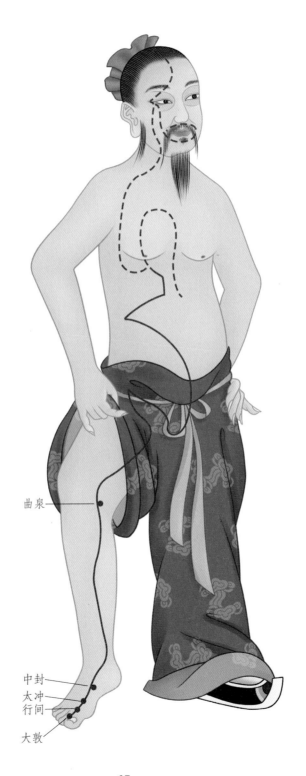

曲泉———

中封———
太冲———
行间———

大敦———

蘭生幽谷無人識，客種東軒遺我香。

庚寅冬傑寫之

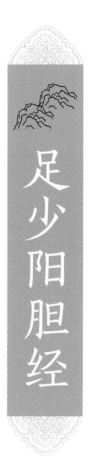

足少阳胆经

别 恨

[明] 李梴

窍阴别后恨相牵，

几侠溪临泣杜鹃。

怀抱丘墟情未毕，

烦君阳辅寄陵泉。

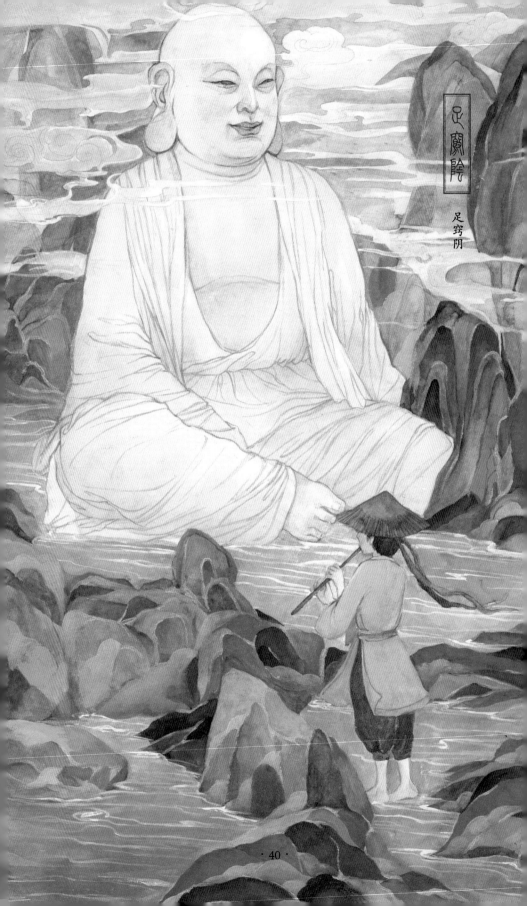

足竅陰

足竅陰

题画小诗

侧耳听来丝竹声，
入流且道耳根通。
孔窍吹万各不同，
人籁岂非天籁中。

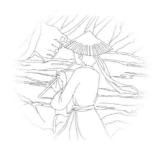

画中故事

经气所出，象示水的源头，称为"井"。足窍阴为胆经井穴，属金。

一位蓑衣少年吹起长笛，立在大佛脚边，悠扬的音调随着流水飞扬；山岭间的佛陀，巍然而慈祥，笛声如天籁，飘进佛陀的耳朵，就像云朵在山巅迷藏，佛陀如沐清凉。你看这满山青翠，正是胆经的主色；山巅白云，有凉降之感，对应穴位属金，寓意足窍阴穴善清肝胆热，解郁息风。

中国人讲究"气"，它能由体内脏腑直通耳、眼、鼻、口，所谓开窍是也。《庄子》记载，地籁是大地发出的空洞声音，人籁是管弦之乐，那天籁之音又是怎样的呢？"夫吹万不同，而使其自己也"。风吹到谁那，就依照谁的样貌透发出声音，平平等等，坦坦荡荡。

足窍阴为足少阳胆经之末，带个"阴"字，是告诉我们，马上要转到足厥阴肝经之中，又如足太阳膀胱经的至阴穴通足少阴肾经。五脏之"窍"多在头顶，脚上的穴位可以贯通全身，直达头上孔窍。《灵枢·根结》里记载："少阳根于窍阴，结于窗笼。窗笼者，耳中也。"足少阳胆经，起于足窍阴穴，归于"窗笼"，即耳部的听宫穴。

穴名小解

此窍通厥阴，为由阳转阴处，即足少阳转为足厥阴。通头窍，可缓解目痛耳聋。

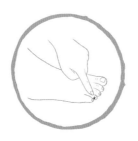

足四趾外侧指甲角。

《针灸大成》："足小趾次趾外侧，去爪甲角如韭叶。足少阳所出为井金。《素注》针一分，留一呼。《甲乙》留三呼，灸三壮。

"主胁痛，咳逆不得息，手足烦热，汗不出，转筋，痛疽（读如'拥居'，意为毒疮），头痛心烦，喉痹，舌强口干，肘不可举，卒聋，魇梦，目痛，小眦痛。"

中医典故

《灵枢·脉度》中解释五脏开窍说："五藏常内阅于上七窍也。故肺气通于鼻，肺和则鼻能知臭香矣；心气通于舌，心和则舌能知五味矣；肝气通于目，肝和则目能辨五色矣；脾气通于口，脾和则口能知五谷矣；肾气通于耳，肾和则耳能闻五音矣。"头上诸多孔窍是否通利，其实是五脏健康与否的反映。

上一章讲述肝经，本章讲述胆经，肝胆相照，互为表里，中医有脏腑互为表里之说，就像一件衣服的两面。摘取《圆运动中的古中医学》的文字来看看脏腑匹配的"说明书"：

"足少阳胆经甲木，足厥阴肝经乙木。肝为阴脏，胆为阳腑。同秉大气中木气而生。甲乙者，分别为木气的阳性、阴性之称。木气有疏泄作用。胆经木气的疏泄作用由上而下，肝经木气的疏泄作用自下而上，以成一圆运动。足者，胆经自头走足，络肝，主降。肝经自足走胸，络胆，主升。少阳厥阴者，少阳相火厥阴风木。肝经秉阴木之气，胆经秉阳木之气。兼秉相火之气。"

注：这里的大气，是指自然之气。甲乙，就如同数字的奇偶，奇数为阳，偶数为阴。

《内经》伴读

《灵枢·经水》："足少阳外合于渭水，内属于胆。"

胆经外合于渭水，内联属胆。渭水，也称渭河，发源自今甘肃渭源鸟鼠山，东流，过关中平原，在潼关注入黄河，为黄河最大的支流。

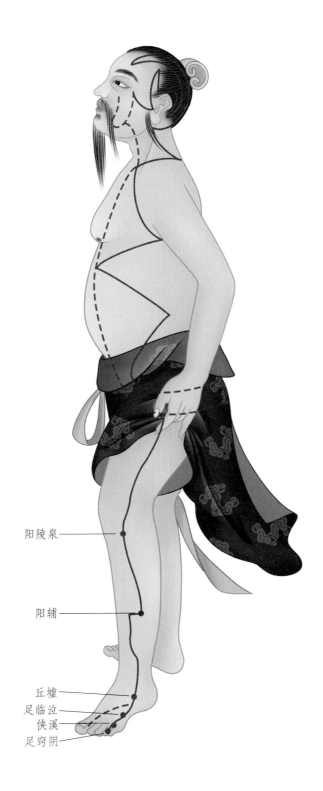

阳陵泉

阳辅

丘墟
足临泣
侠溪
足窍阴

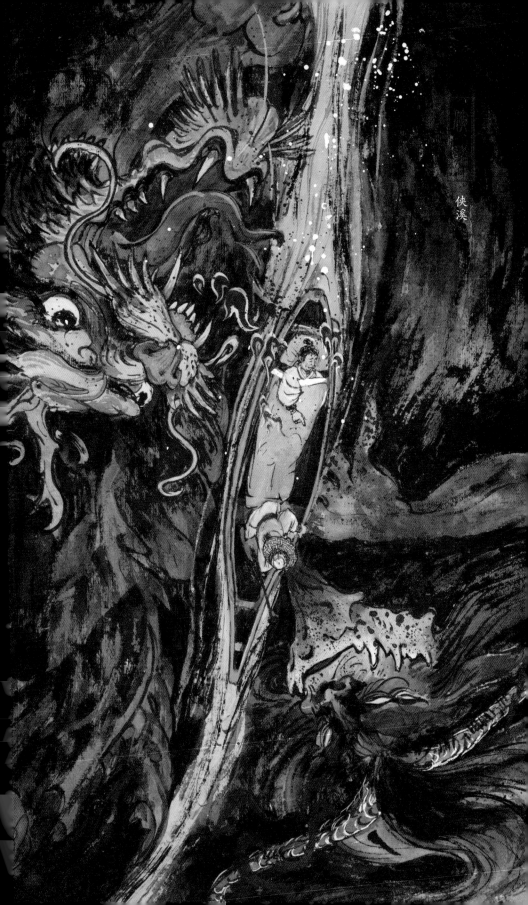

侠溪

题画小诗

绳蛇俱从杯影化，
夹岸惊人意忽殇。
一道清溪随流去，
梦里精魂本无伤。

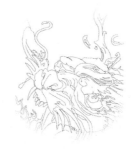

画中故事

经气所溜，象示刚出的泉水微流，称为"荥"。侠溪为胆经荥穴，属水。

黑压压的丛林中，水流狭窄，危机四伏，小船在溪流间小心翼翼顾盼前行。前方恶龙环伺，后方异兽盘桓。病家呻吟苦卧在独木舟上，热证未消，船夫鼓足胆量，奋力撑篙，殊死一搏，要冲出侠溪。

有一则澹台子羽渡河投璧的故事与此颇相似。这位春秋末年的勇士带着一块价值千金的玉璧渡黄河，河伯贪婪，也想要这块璧，暗中支使阳侯兴起大波，并教唆两条蛟龙去夹绕他的船。澹台子羽知道河伯作怪，毫不畏惧，左手持璧，右手握剑，刺杀了两龙，于是风止波平。安渡黄河后，他鄙夷地将璧丢进黄河，三次投璧，三次都被惭愧的河伯跃而归之。胆气过人的澹台子羽最终将玉璧在岩石上砸了个粉碎，扬长而去。正所谓"无欲则刚"啊。

侠，就是夹着，夹在趾缝中，小溪刚流出来，如胆气未盈。此处还是胆经母穴，胆虚可在此补益。《灵枢·顺气一日分为四时论》中说"病变于色者，取之荥"，又说"荥主身热"。身热、脸上颜色变了，都可以取用属水性寒的荥穴。肝胆郁结生热，侠溪可清利之。

穴名小解

夹缝中的小溪。通头窍，可缓解目痛耳聋。

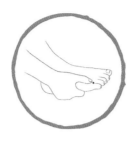

小趾四趾夹缝纹头。

《针灸大成》："足小趾次指歧骨间，本节前陷中。足少阳所溜为荥水。胆虚则补之。《素注》针三分，留三呼，灸三壮。

"主胸胁支满，寒热伤寒，热病汗不出，目外眦赤，目眩，颊颔肿，耳聋，胸中痛不可转侧，痛无常处。"

中医典故

金代医学家李东桓是"易水学派"鼻祖张元素的弟子。一天，张元素头痛发作，两颊青黄，头晕目眩，眼目难睁，身体沉重，时不时反胃欲吐。

弟子李东垣心想，这青色是肝之本色，黄色是脾之本色。面颊青黄，似是厥阴和太阴的合病，为风痰。

少阳如轴，把轴运转起来，让气血有升有降，全身就能开启运行了。他取侠溪针刺，再配上几颗玉壶丸，就将张元素的头痛治好了。

经络分三阴三阳，三阳之离合，"太阳为开，阳明为阖，少阳为枢"。三阴之离合，"太阴为开，厥阴为阖，少阴为枢"。少阳即如门之轴，是气血运转的门枢。

《内经》伴读

《素问·四气调神大论》："春三月，此为发陈。天地俱生，万物以荣。夜卧早起，广步于庭。"

春季三个月是推陈出新的时节，天地都萌生新意，万物焕发容光，这时候可以早睡早起，在庭院里放宽步子走，活动气血。

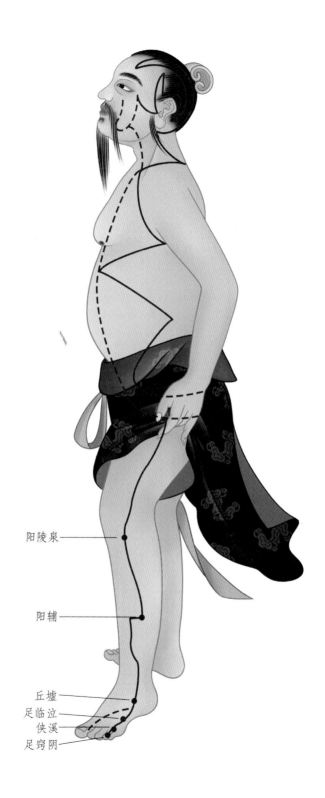

阳陵泉 ——

阳辅 ——

丘墟 ——
足临泣 ——
侠溪 ——
足窍阴 ——

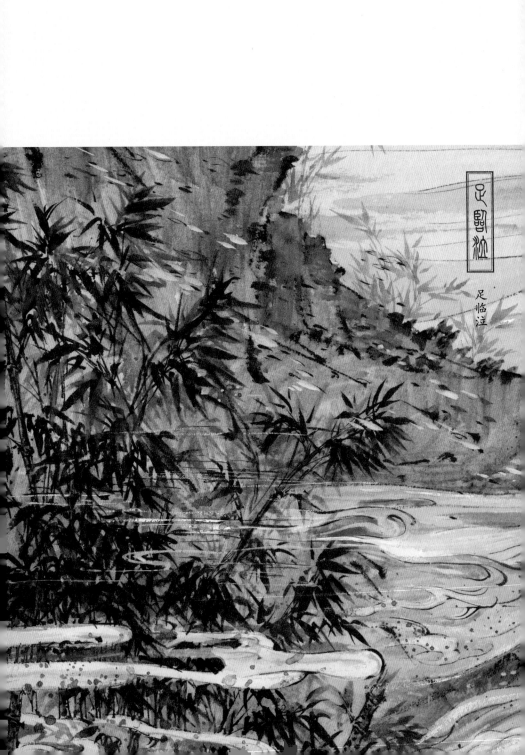

足臨泣

题画小诗

湘江水阔云路迟，
含悲何处觅君王。
寒凝风縈舟不行，
挥泪弹竹作流殇。

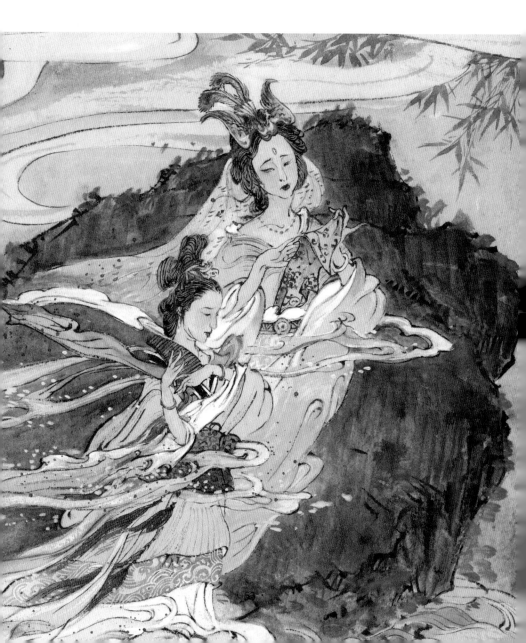

画中故事

经气所注，象示水流由浅入深，称为"输"。足临泣穴为胆经输穴，属木。

这里，正上演一段古老悲凉的故事。

《述异记》载，舜南巡遇难，二妃痛哭，在九嶷山上相携寻夫，"泪下沾竹，竹上文为之斑斑然"，后终究捐身寒水，随舜而去。

二妃死后化为湘水之神，后人尊之为"湘妃"，从此有了湘妃竹。

你瞧那九嶷山，山形敦敦，正像我们有力的脚；青青竹海，木气萌萌，寓意穴位有清肝胆热。疏经止痛之功；衣带飘飘如水，暗指穴通带脉，风行为温主动；湘妃洒泪，寓意临泣与头的关联以及郁闷不舒哭泣之症。仔细看二妃踩云处，像不像足临泣在小脚趾后方的位置呢？

中医说，如果两脚紧紧并在一起站好，沿脚外侧描边画线，刚好和脸的轮廓相似。足临泣正好是对应两个外眼角的位置。还有一说，人正立着哭时，眼泪不要抹，会直直地掉在足临泣上。

是不是这样呢？哭时可别忘了看看。

"临"和"泣"都是哭的意思。"泣"还有涩滞之意，《素闻·五脏生成》有"多食咸，则脉凝泣而变色"的说法。吃多了咸味，血脉涩滞，颜面色泽也会变化。所以此穴不仅治心情郁闷、流泪不止，对干涩无泪也有效，凡属凝滞瘀塞，刺足临泣可清肝胆热而使其通达。

穴名小解

足上明目止泪处。亦有通乳之效。泣与涩意相近。两足并拢立正时，描外部轮廓线，眼泪垂直滴落处。

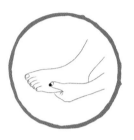

脚背上小趾四趾之间，距趾缝一寸半，约两横指。

《针灸大成》："足小趾次趾本节后陷中，去侠溪一寸五分。足少阳所注为俞木。《甲乙》针二分，留五呼，灸三壮。

"主胸中满，缺盆中及腋下马刀疡瘘，善啮颊，天牖（读如'有'）中肿、淫泺，胻（读如'横'，意为小腿）酸，目眩，枕骨合颅痛，洒淅振寒，心痛，周痹。痛无常处，厥逆气喘不能行，痎（读如'皆'）疟（意为隔日发作的疟疾）日发，妇人月事不利，季胁支满，乳痈（读如'拥'）。"

注：乳痈，发在乳部的痈，此证由肝气郁结、胃热、郁滞或乳汁积滞而成。

中医典故

足临泣是足少胆阳经的输穴，与胆同属木，为本穴。胆经游走于身前身后，与多条经络交联互通，其治症无所不包。此处经气还联通着奇经八脉之中的带脉，其循行距离最短，起于肋下，环腰身一周，就像人与生俱来的"腰带"，起到"约束诸经"的作用，足之三阴经、三阳经及阴阳二跷脉皆受其约束。冲、任、督三脉循行处紧张或松散，都可以取足临泣而调理治疗。

奇经八脉分别为督脉、任脉、冲脉、带脉、阴维脉、阳维脉、阴跷脉、阳跷脉；有八个穴位通达此八脉，称八脉交汇穴，分别为公孙、内关、足临泣、外关、后溪、申脉、列缺、照海。有小诗可辅助记忆：

八脉交会穴歌诀

公孙冲脉胃心胸，内关阴维下总同，

临泣胆经连带脉，阳维目锐外关逢。

后溪督脉内眦颈，申脉阳跷络亦通，

列缺任脉行肺系，阴跷照海膈喉咙。

其中，后溪穴、足临泣穴又分别为小肠经与胆经的五输穴之"输穴"。

《内经》伴读

《素问·四气调神大论》："春三月……被发缓形，以使志生，生而勿杀，予而勿夺，赏而勿罚。"

当春季节，头发不要再扎起来，放开束缚，让心志生长，多多赏赐给予，不要滥行杀伐、夺取、惩罚，以助生机。

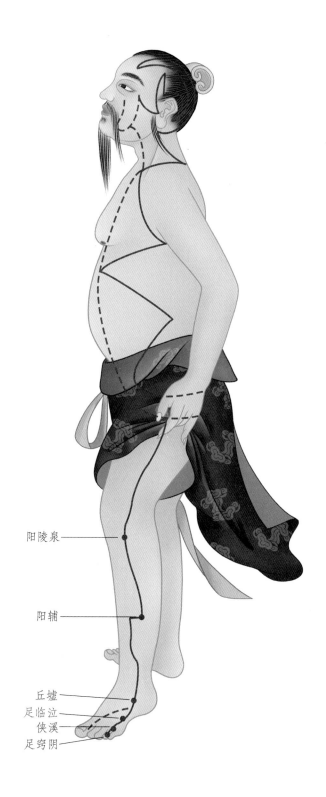

阳陵泉————

阳辅————

丘墟——

足临泣——

侠溪——

足窍阴——

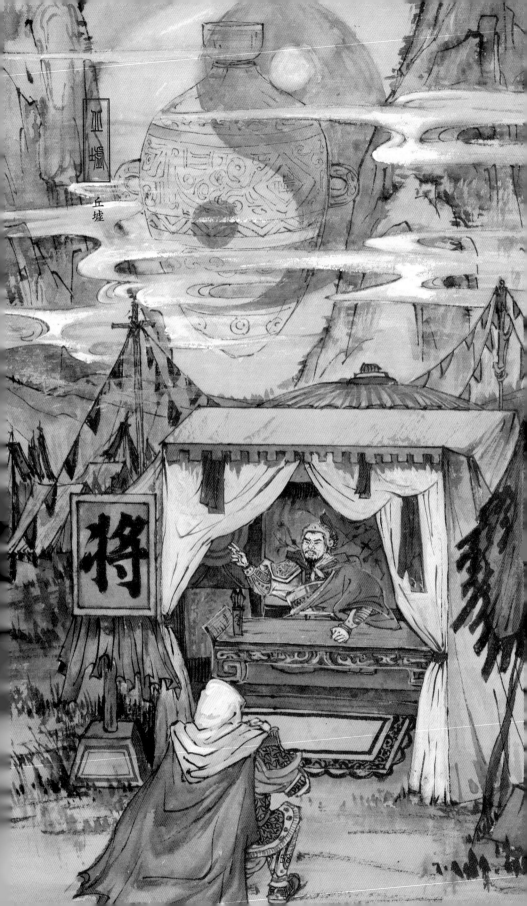

丘墟

题画小诗

连营吹角兵事急，
戎机速断令独行。
雄峰悬崟将军胆，
大漠挥戈甲士心。

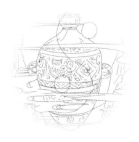

· 59 ·

画中故事

丘墟是本条经脉的原穴，原即本源、原气之意，是脏腑原气经过和留止的部位。十二经脉在四肢各有一原穴，又名"十二原"。《难经·六十六难》言："五脏六腑之有病者，取其原也。"

这山中的悬壶是什么呢？它叫作"欹（读如'期'）"，《荀子》中说孔子见到一种"欹器"，"虚则欹，中则正，满则覆"。弟子注水来观察，果然，水量一半儿时，刚好端端正正，水太满欹就翻了，水少又倾斜。所以中正很难得，胆就是中正之官。

两山之间，悬挂一欹。军中大帐内，将军高坐，勇士听命，此场景暗示了生死决断的过程。中医说在脏腑这个大家庭中，胆有着决定性的作用。"胆"的古字，通常写作"月"和"詹"，月就是肉质的器官；詹字，是上古时一人站在所居巢穴上，正左右观望，稍有异动，马上向洞内报警；也有说詹字像是在悬崖边，直面危险而敢言。胆，就是身体中有远见又能预警的将军。

小篆"膽"

踝骨像高山大"丘"，踝骨前薄薄的跗（读如"夫"，意为脚背）肉凸起来，像一个大土堆"墟"，丘墟穴就在这两个高处之间。墟，是山的基底旁空隙绵软处。《尔雅》云："河出昆仑墟，色白。"墟，就指山脚下。

穴名小解

外踝如丘，下方空虚凹陷如墟。

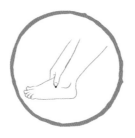

外踝前下方，及踝骨前缘垂线与下缘水平线交点。

《针灸大成》："足外踝下如前陷中骨缝中，去临泣三寸。又侠溪穴中量上外踝骨前五寸，足少阳所过为原。胆虚实皆拔之。《铜人》灸三壮。《素注》针五分，留七呼。

"主胸胁满痛不得息，久疟振寒，腋下肿，痿厥坐不能起，髀（读如'必'，意为大腿，也指大腿骨）枢中痛，目生翳（读如'意'，意为眼球上生的障蔽视线的白膜）膜，腿胻（读如'横'，意为小腿）痠（读如'酸'，同'酸'），转筋，卒疝，小腹坚，寒热颈肿，腰胯痛，太息。"

中医典故

胆经上的实证虚证都可以取丘墟穴，诸如眼中翳（读如"意"，意为眼球上生的障蔽视线的白膜）膜、腋下肿痛、小腹坚硬，腰胯痛，脖颈肿，如此之多。它既能温通胆经，利于胆汁疏泄，加强决断功能，同时也能清肝胆热。

《素问·六节藏象论》中说"凡十一脏，皆取决于胆"，就是以胆为纲。胆总是那么不同，藏着清澈的胆汁而不泻，像脏又像腑，既中且正，徜徉于半表半里的经络中，像春风拂来，开启了四季，像一日之旦，驱散了黑暗。

金元医家李东垣在《脾胃论·脾胃虚实传变论》中说："胆者少阳春升之气，春气升则万化安，故胆气春升，则余脏丛之，所以十一脏皆取决于胆。"

《类经》云："五脏者，藏精气而不泄，故五脏皆内实；六腑者，主化物而不藏，故六腑皆中虚。惟胆以中虚，故属于腑，然藏而不泻，又类乎脏。故足少阳为半表半里之经，亦曰中正之官，又曰奇恒之府，所以能通达阴阳，而十一脏皆取乎此也。"

《内经》伴读

《素问·灵兰秘典论》："胆者，中正之官，决断出焉。"

胆主决断，不偏不倚，刚正果断，主思维意识之决断。

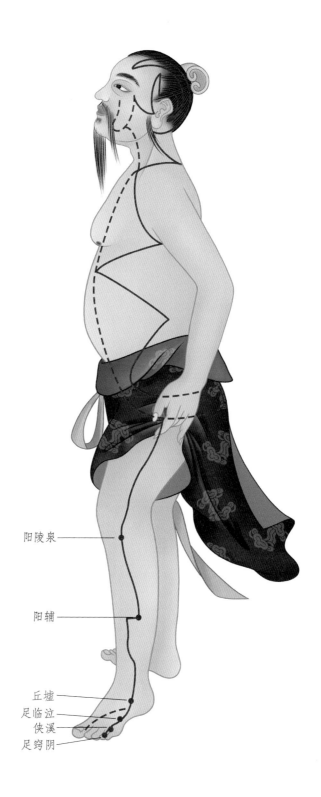

阳陵泉——

阳辅——

丘墟——
足临泣——
侠溪——
足窍阴——

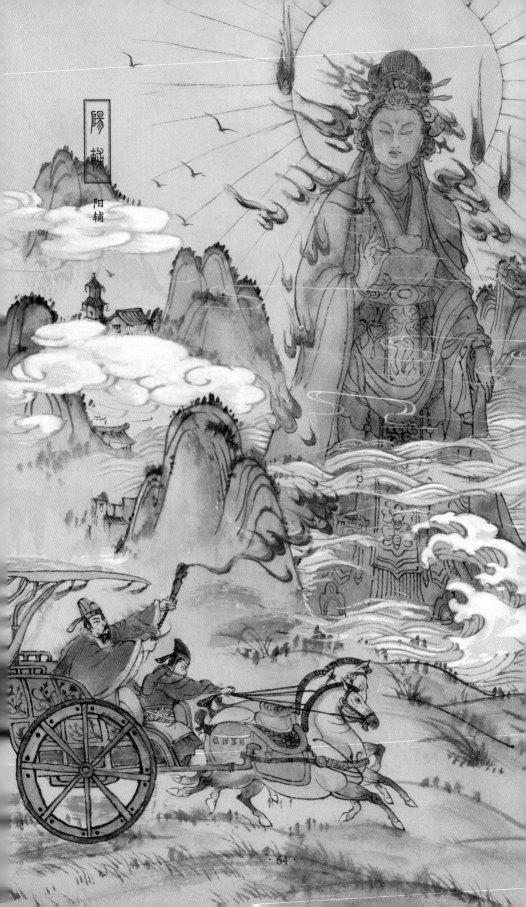

阳辅

题画小诗

天枢颂德万国同，
日月曌空绝古今。
无字碑阙无尽意，
天子宰辅天下心。

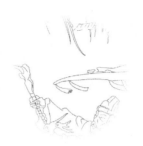

· 65 ·

画中故事

经气所行，象示水在通畅的河道中流过，称为"经"。阳辅为胆经经穴，属火。

高如山的石像是谁呢?

这是唐朝女皇武则天，她曾造通天之像，祈求延年永治，晚年时为此耗尽钱粮。佛像面容虽慈，但头部已遭火烧，腰下如坐水中，诸节尽痛，痛无长处。狄仁杰乘着马车，赶来引导热气下行入阴，火把表示来辅助阳气。

洁古老人云："头热如火，足冷如冰，可灸阳辅穴。"火向下降，水则能蒸腾向上，水火既济，且此穴为胆经子穴，更可清肝胆之热，有疏经活络之功效。

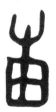

甲骨文"甫"

甲骨文"甫"，就像田中生出一株端正的苗，那可不是普通庄稼,也不是封疆做界的那种高树,而是各类"仙草"。《东周列国志》里描写晋灵公"起一座花园，遍求奇花异草，种植其中"。庭院主人往往把自己家特有的奇花异草画在马车两侧护板上，就像今天公共汽车上的彩绘。你看狄仁杰的马车，也画着诸多仙草呢。

"甫"后来演变成男子的美称。黄帝把岐伯告诉他的脏腑秘密，也藏在有兰草味道的灵兰密室里，中医的发展也离不开这些本草仙方。

穴名小解

腓骨古称辅骨，其阳侧端，能扶阳抑阴。

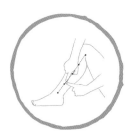

外踝尖与腘横纹连线，四分之一处。

《针灸大成》："一名分肉。足外踝上四寸，辅骨前，绝骨端三分，去丘墟七寸，足少阳所行为经火。胆实泻之。《素注》针三分。又曰：针七分，留十呼。《铜人》灸三壮，针五分，留七呼。

"主腰溶溶如坐水中，膝下浮肿，筋挛。百节痠（读如'酸'，同'酸'）痛，实无所知。诸节尽痛，痛无常处。腋下肿痿，喉痹，马刀挟瘿（读如'影'），膝胻（读如'横'，意为小腿）痿，风痹不仁，厥逆，口苦太息，心胁痛，面尘，头角颔痛，目锐眦痛，缺盆中肿痛，汗出振寒，疟、胸中、胁、肋、髀（读如'必'，意为大腿，也指大腿骨）、膝外至绝骨外踝前痛，善洁面青。"

注：马刀挟瘿，生瘿形如马刀者，生于颈旁如贯珠者名挟瘿，一在腋下，一在颈旁，常相并而生。

中医典故

元朝曾有一位老将军在前线打仗，在战壕里受了风寒，以至于肚子和手脚冰凉，又因贪吃生冷而愈发严重。医家罗天益在气海灸百壮补阳气；足三里灸二十一壮，温暖肚腹，导热下行；灸三阴交，散开脚上湿寒；再增加一处"阳辅"，才痊愈。阳辅穴像不像阳气的加压泵呢？阳辅属火，胆属阳木，木能生火，火又辅助木气上升，能为肝胆的畅通助一臂之力。

《内经》伴读

《素问·异法方宜论》："故东方之域，天地之所始生也。鱼盐之地，海滨傍水。其民食鱼而嗜咸，皆安其处，美其食。"

东方是万物萌生的地方，由于地处海滨而接近于水，气候温和，是出产鱼和盐的地方。居民安居于此，喜欢吃鱼，好咸味。

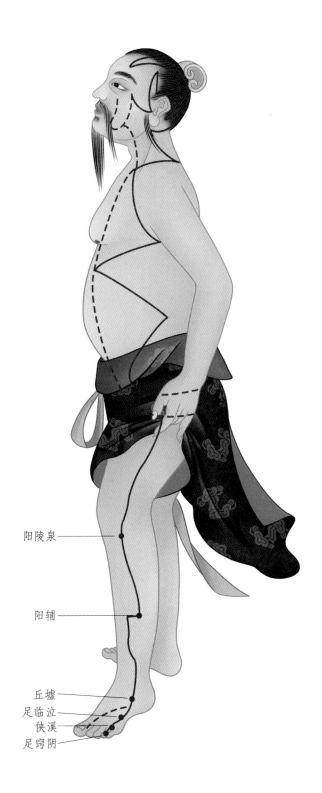

阳陵泉 ———

阳辅 ———

丘墟 ———
足临泣 ———
侠溪 ———
足窍阴 ———

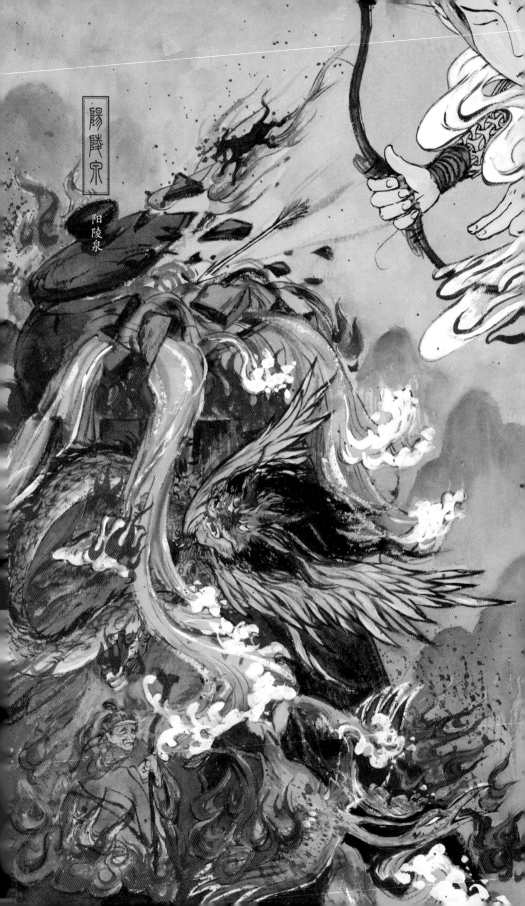

陽陵泉

阳陵泉

题画小诗

铁弓挽来九牛筋，
击破桃山万鬼忧。
灵犬哮天巨鳌空，
土崩哪堪一目收。

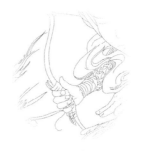

画中故事

经气充盛,由此深入,汇合于脏腑,象示百川汇合入海,称为"合"。阳陵泉为胆经合穴,属土。

二郎神的母亲被困在山陵中,蜷缩一隅,衰老又可怜。将军"斧劈华山曾救母,弹打棱罗双凤凰"。他拉满弹弓,射向火凤、猿妖,山巅的清泉逆流而出,水淹邪火,母亲终于得救。

这是一个关于孝道的故事,源自明嘉靖年间的《二郎宝卷》。杨天佑曾是天上金童,与斗牛宫云花仙女相恋,双双下界成为凡人,婚配而生有一子杨二郎。二郎三岁时云花被猿猴恶神压于山下,二郎得到斗牛宫西王母的指点,"担山赶太阳",劈山救母。

阳陵泉穴,还是全身"筋"的总部,或可称为筋之"云端",中医叫"筋会阳陵泉",为八会穴之一。筋脉让人充满弹性,过于束缚便不得伸展,升发。

《马丹阳天星二十穴歌》说如果"坐卧似衰翁,针刺筋会阳陵泉",拘挛病症可用这里治。有些腰痛,未必就是肾气虚弱,也可能是风、寒、湿的凝滞,就不用过度补肾,阳陵泉即可帮忙。

穴名小解

膝关节之外为阳,高骨下的凹窝如陵如泉,穴位正居此处,与阴陵泉斜对。

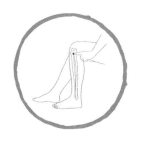

腓骨小头前下方凹窝中。

《针灸大成》："膝下一寸，外廉陷中，蹲坐取之。足少阳所入为合土。《难经》曰：筋会阳陵泉。疏曰：筋病治此。《铜人》针六分，留十呼，得气即泻。又宜灸留针，日灸七壮，至七七壮。《素注》灸三壮。《明下》灸一壮。

"主膝伸不得屈，髀（读如'必'，意为大腿，也指大腿骨）枢膝骨冷痹，脚气，膝股内外廉不仁，偏风半身不遂，脚冷无血色，苦嗌（读如'益'，意为咽喉）中介然，头面肿，足筋挛。"

中医典故

《灵枢·九针十二原》中说"疾高而外者，取之阳之陵泉"。眼睛红肿、耳鸣等人体"高处"的疾病可取阳陵泉，以疏泄肝胆，舒筋利节。金元大医家张子和就曾用此一穴，退掉了用冰水、西瓜都解不了的热。

一年冬天，张子和的一个丫鬟生病，脸烧得像火炭，腰胯很痛，里急后重，就是小肚子不舒服，很想解大便，又无法一泄为快。小丫鬟说痛到极致时能看见"鬼神"。张子和说这是肾藏不住"相火"，在肝胆三焦里作怪，特别是胆经这一侧。服了好多药，肚子是泻了，"热"却没见退。再用药，丫鬟还是觉得热渴，于是张子和把西瓜、梨子、柿子都拿来给她吃，还有降温最好的冰水，喝了一两桶，还只是觉得肚子微微有点感觉。这时候，张子和选阳陵泉针灸，一下子把滞留的火气疏散干净，一场大病才平静下来。你看，疏泄少阳经热，降伏肝胆之火，还需取一大桶甘甜清凉的"阳陵泉"水。

你还知道有哪些"会穴"呢？教你一首明朝小诗："腑会中脘脏章门，筋会阳陵髓绝骨，骨会大杼血膈俞，气会膻中脉太渊。"

类似阳陵泉治筋，全身骨病，不论病名，皆可在大杼上找到痛点，用于诊断及治疗。五输穴涉及的会穴有胆经阳陵泉和肺经太渊。

《内经》伴读

《素问·异法方宜论》："东方之域……鱼者使人热中，盐者胜血，故其民皆黑色疏理。其病皆为痈疡，其治宜砭石。"

东方沿海地区，鱼盐之食，鱼性属火会使人热积于中，过多吃盐，因为咸能走血，而耗伤血液，所以居民都是皮肤黝黑，肌理疏松，易生痈疮，此地最适宜用砭石疗法治疗。

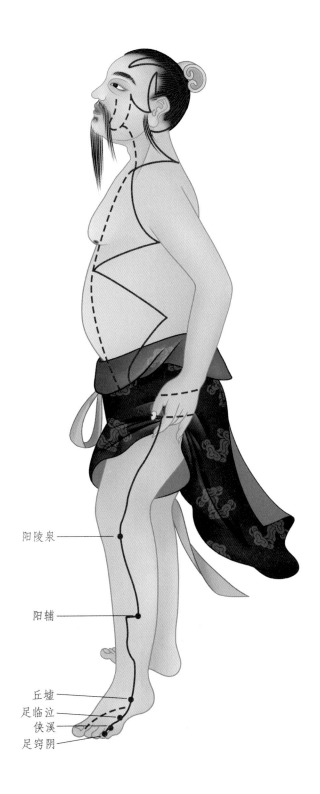

阳陵泉————

阳辅————

丘墟————
足临泣————
侠溪————
足窍阴————

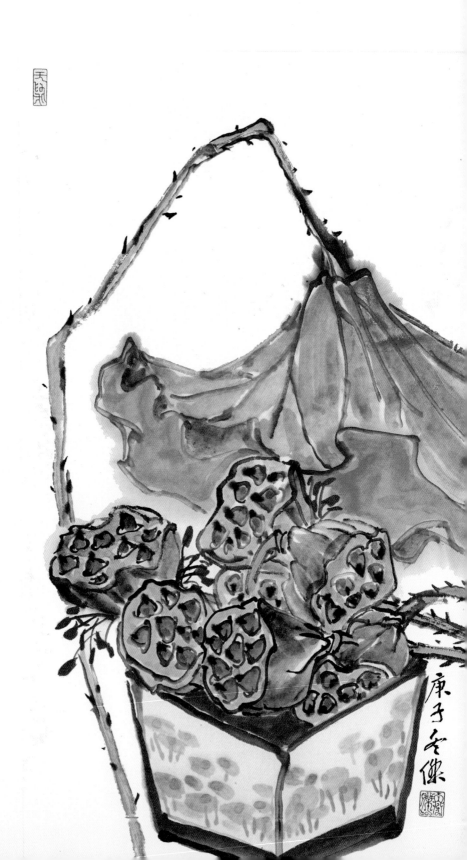

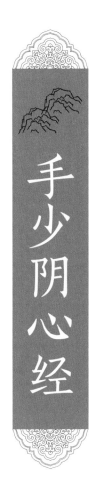

手少阴心经

班 师

[明] 李梴

少冲少府把师班,
兵马神门得胜还。
灵道战书前日发,
而今少海已归山。

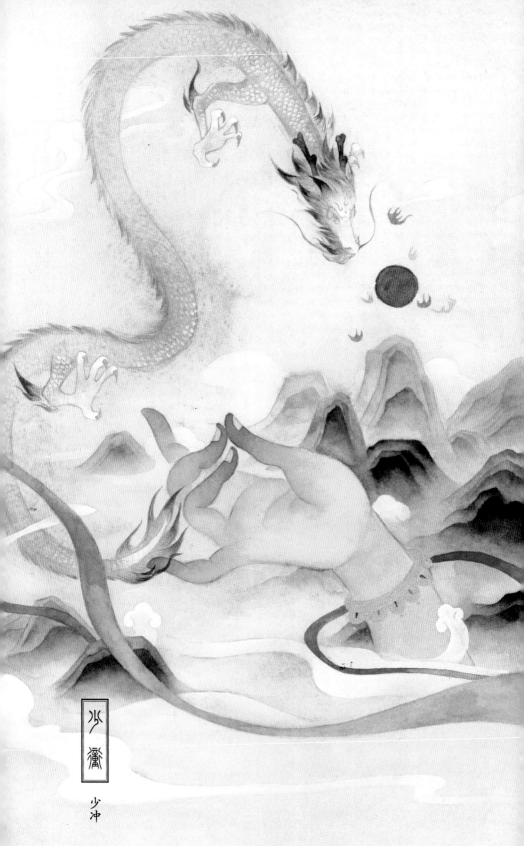

少冲

题画小诗

青青苍龙，以像井木之色；
自小指出，即是少冲之处。
逐日而生，以象本经之色；
井穴之用，常主心下之满。

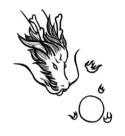

画中故事

经气所出，象示水的源头，称为"井"。少冲为心经井穴，属木。

一条小龙竟然从小指尖儿冲了出来，它是去追逐太阳吗？

在小指指甲根，桡侧角处，有一条刚刚苏醒的小龙，它正慢慢舒展开筋骨，这里就是少冲穴。小龙腾云空中，俯身向下，在群山中回望它的归宿。你看它脊背上还有青翠的龙鳞，显得和缓，轻柔，冲而未盈，带着初出茅庐的青涩，呼应了穴位属木其色青。色调温暖，如木性温通。心中的虚火为心阴所敛，终散于无形。红日当空，寓意心乃君主之官，高悬而绽放光芒。

穴名小解

手少阴气的起点，气血微细，冲气以为和，心有和缓，尚未充盈之意。

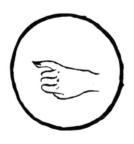

小指桡侧，指甲角旁。

《针灸大成》："一名经始。手小指内侧，去爪甲角如韭叶。手少阴心脉所出为井木。心虚补之。《铜人》针一分，灸三壮。《明堂》灸一壮。

"主热病烦满，上气，嗌（读如'益'，意为咽喉）干渴，目黄，臑臂内后廉痛，胸心痛，痰气，悲惊寒热，肘痛不伸。张洁古治前阴臊臭，泻肝行间，后于此穴，以治其标。"

中医典故

《素问·宣明五气》说："心藏神、肺藏魄、肝藏魂、脾藏意、肾藏志。是谓五脏所藏。"五脏就像五座雄伟的宫殿，心中藏着神，肝与肺藏着魂魄，肾藏着主管收藏的"志"，脾藏着你的心意，你的思考和智慧。

心经的大河从极泉穴开始，最初浩浩荡荡，慢慢变缓成细流，变得清澈。井穴，是水泉涌出井口生机勃勃的样子。用它来治胸中烦满，称作"井主心下满"。

穴名中带冲字的极多，少冲、中冲、气冲，到底什么是"冲"呢？《道德经·四十二章》中记载："道生一，一生二，二生三，三生万物。万物负阴而抱阳，冲气以为和。"

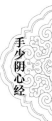

冯友兰先生解释说："这里说的有三种气 —— 冲气、阴气、阳气。我认为所谓冲气就是一，阴阳是二，三在先秦是多数的意思。二生三就是说，有了阴阳，很多的东西就生出来了。那么冲气究竟是哪一种气呢？照后来《淮南子》所讲的宇宙发生的程序说，在还没有天地的时候，有一种混沌未分的气，后来这种气起了分化，轻清的气上浮为天，重浊的气下沉为地，这就是天地之始。轻清的气就是阳气，重浊的气就是阴气。在阴阳二气开始分化而还没有完全分化的时候，在这种情况中的气就叫作冲气。'冲'是道的一种性质，'道冲而用之或不盈'。这种尚未完全分化的气，与道相差不多，所以叫冲气。也叫作一。"

"冲"，读出来就有一种气势，但它又是虚幻空灵的。天地一片混沌，万物初始，需冲开禁锢生命的迷雾，这就是阴阳变化的起点，而后才源源不断，宇宙万物由此率性展开，五脏六腑才在肚腹中绵延。"冲"就像是盘古开天地时，手里握着的一把石斧，奋力一挥，才有了混沌的分解。所以少冲穴有别名"经始"。

《内经》伴读

《灵枢·经水》："手少阴外合济水，内属于心。"

心经内联属心脏，外合于"济水"。济水是古代四渎之一，发源于今天河南济源境内。

图解五输穴

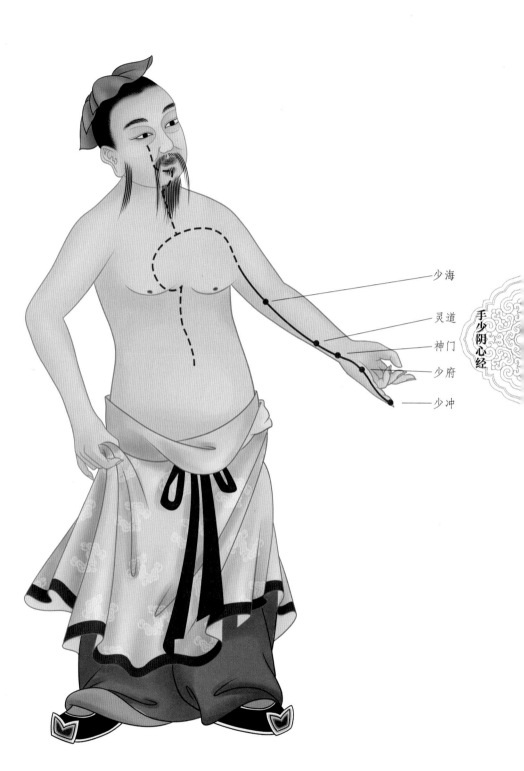

少海

灵道

神门

少府

少冲

手少阴心经

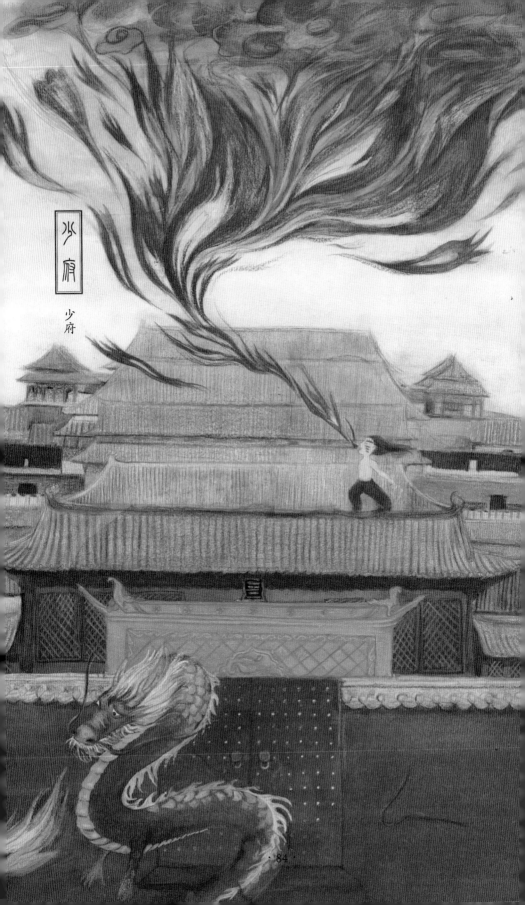

少府

少府

题画小诗

火神祝融，以象心为身主；

二龙失一，故而火盛冲天。

小指屈回，本穴善除心病；

府邸神君，少阴脉气所汇。

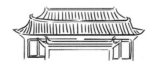

· 85 ·

画中故事

经气所溜，象示刚出的泉水微流，称为"荥"。少府为心经荥穴，属火。

哪个小将军在房顶上喷火呢？

先看看这是谁的宫殿，匾额上写着"少府"。少即小，指小指头，手少阴心经都有"少"的意思；府，能居住又能办公，是藏文书、宝贝之所，心神就是府中主人。心属火，少府亦属火，殿中仙人一定是最擅用火的火神祝融吧。

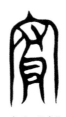

金文"府"

他为什么发脾气呢？火神祝融有双龙坐骑，门前他最宠爱的坐骑丢了一条，一旦失去，不免火气冲天。但你可能不知道，他能发火，又善收摄，张口一吞，又可将漫天火云收入肚腹，就像尝了苦味儿的果子，坚心阴而敛虚火。火是腹中之阳，如果阴水不够制约，它就会四处乱窜。少府有充盈心阴、收敛浮火的本事。

穴名小解

心神藏，少阴所聚之府。

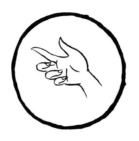

手掌面四、五掌骨之间，即握拳时小指端与无名指端点按处中间。

《针灸大成》："手小指本节后，骨缝陷中，直劳宫。手少阴心脉所溜为荥火。《铜人》针二分，灸七壮。《明堂》灸三壮。

"主烦满少气，悲恐畏人，掌中热，臂疫（读如'酸'，同'酸'），肘腋挛急，胸中痛，手蜷不伸，痎（读如'皆'）疟（意为隔日发作的疟疾）久不愈，振寒，阴挺出，阴痒阴痛，遗尿偏坠，小便不利，太息。"

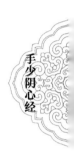

中医典故

《素问·脉要精微论》说人身上府邸很多，头、背、腰、膝、骨皆有府，全身上下犹如殿宇重重。古人凭借"司外揣内"来调理脏腑。

"夫五脏者身之强也。头者精明之府，头倾视深，精神将夺矣。背者胸中之府，背曲肩随，府将坏矣。腰者肾之府，转摇不能，肾将惫矣。膝者筋之府，屈伸不能，行则偻附，筋将惫矣。骨者髓之府，不能久立，行则振掉，骨将惫矣。得强则生，失强则死。"这就是"头痛不医头"的本事了。

有趣的是，少府还很擅长治痒，特别是阴部瘙痒。收敛同属少阴而掌管阴器之肾脏，收敛那不安分的"火苗"。

《内经》伴读

《素问·金匮真言论》："南方赤色，入通于心，开窍于耳，藏于心，故病在五脏。"

与南方相应的是赤色，通心。心在面孔上连通耳朵，后人亦指出心开窍在舌，但舌非孔窍，故寄窍于耳。精华藏在心，发病多在五脏。

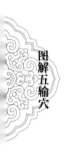

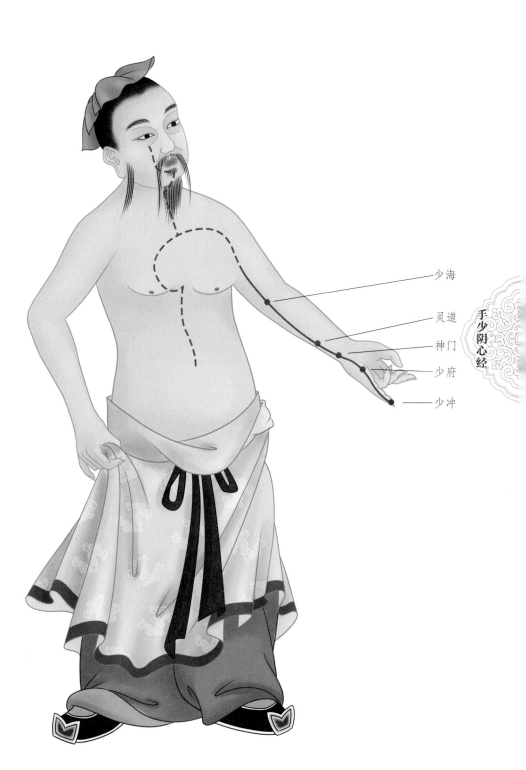

少海

灵道

神门

少府

少冲

手少阴心经

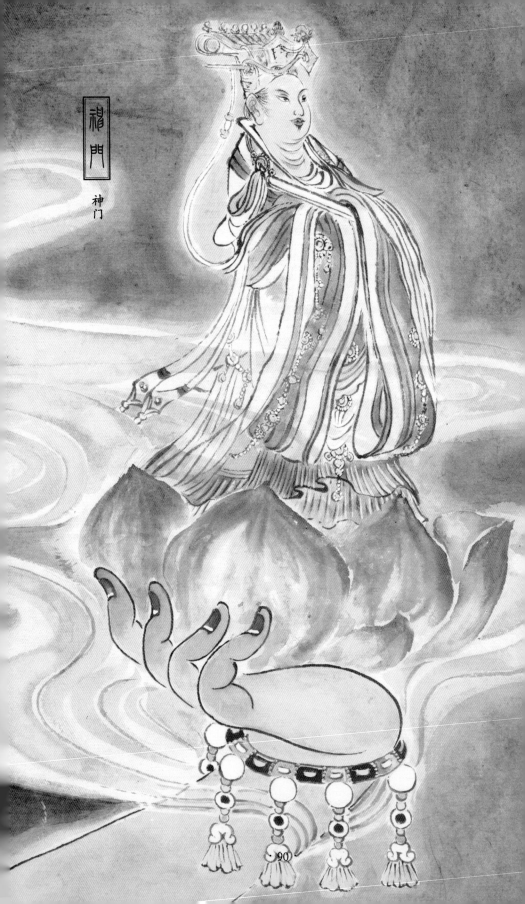

神門

神门

90

帝君渊默，元神离名离相；

南极之位，恰应心之所在；

足生莲台，灵明由此出入；

宁心而安，此穴能为枢机。

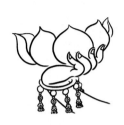

画中故事

经气所注，象示水流由浅入深，称为"输"，神门为心经输穴，属土。神门还是本条心经经脉的原穴，原即本源、原气之意，是脏腑原气经过和留止的部位。十二经脉在四肢各有一原穴，又名"十二原"。

咦，手腕上飘出来一个神仙，这是谁呢？

他是"南极帝君"，神情渊默，体态雍容，乘着莲花台出了手腕上的"门"。

古人把五脏对应五方，肝应东方、肺应西方、心应南方、肾应北方、脾应中土。神门是心经穴位，用红色和南极帝君来表现再合适不过了。

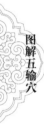

形象源自古画《朝元仙杖图》，为北宋画家武宗元所绘制的一幅绢本白描长卷，画面描绘帝君前往朝谒元始天尊的队仗行列，其人物众多，繁而不乱，线条流畅，衣纹稠叠。

神门属土，是火母之子，若心火炽热，心神不宁，就泻神门，那些烦闷燥热像被打扫出去一样。

中医治疗心痛心烦的办法在手腕上。古人书写之时，悬腕立掌，恰好张开掌腕骨缝，其一气呵成，原来是有心神来助力。

穴名小解

心神出入之门，开心气之郁结。

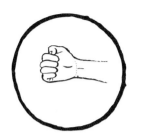

豌豆骨下，第一道腕横纹上，两筋凹陷中。

《针灸大成》："一名锐中，一名中都。掌后锐骨端陷中。手少阴心脉所注为俞土。心实泻之。《铜人》针三分，留七呼，灸七壮。

"主疟心烦，甚欲得冷饮，恶寒则欲处温中。咽干不嗜食，心痛数噫（读如'一'），恐悸，少气不足，手臂寒，面赤喜笑，掌中热而哕（yuě，意为呕吐），目黄胁痛，喘逆身热，狂悲狂笑，呕血吐血，振寒上气，遗溺，失音，心性痴呆，健忘，心积伏梁，大小人五痫。

"东垣曰：'胃气下溜五脏气皆乱，其为病互相出见，气在于心者，取之手少阴之俞神门，同精导气以复其本位。'《灵枢经》曰：'少阴无俞，心不病乎，其外经病而脏不病，故独取其经于掌后锐骨之端。心者五脏六腑之大主，精神之所舍，其脏坚固，邪不能容，容邪则身死，故诸邪皆在心之包络。包络者，心主之脉也。'"

注：伏梁，脘腹部痞满积块一类疾病，为五积之一。同精导气，徐入徐出，谓之导气；补泻无形，谓之同精。胃居中焦，又称中气，胃气下溜即中气下陷。

中医典故

《素问·八正神明论》中黄帝曾经问老师岐伯："何

谓神？"

岐伯回答说："请言神。神乎神，耳不闻，目明，心开而志先，慧然独悟，口弗能言，俱视独见，适若昏，昭然独明，若风吹云，故曰神。三部九候为之原，九针之论，不必存也。"说这神，眼睛看不见，耳朵听不到，敞开心扉去体会，聪慧者方能独自体悟，非言语所能表达。如同观察一物，大家都在看，各有所悟；如同轻风吹散乌云，倏然一片晴朗。这就叫作"神"。对它的领会，若能以三部九候为原，就不必拘泥于书本上的九针之论了。

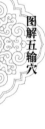

《内经》伴读

《素问·灵兰秘典论》："心者，君主之官也，神明出焉。"

心如君主，智慧由心而生。

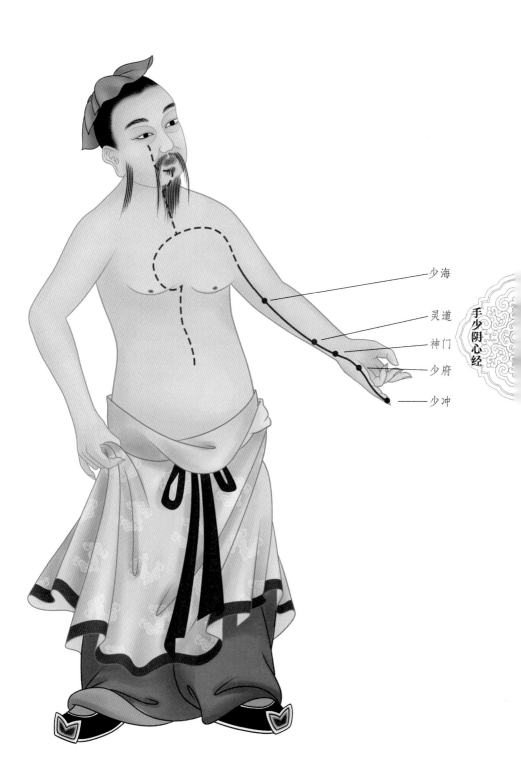

少海

灵道

神门

少府

少冲

手少阴心经

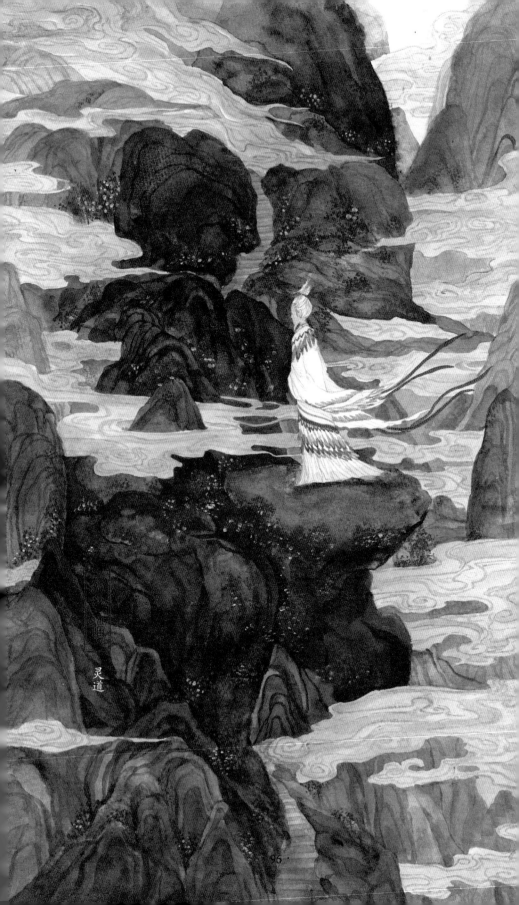

灵
道

题画小诗

扁鹊托灵，以象人之精魂；

徜徉古道，以象游走心经。

云气弥漫，莫测之谓是神；

联络上下，体用相契为道。

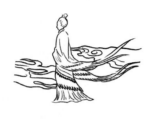

画中故事

经气所行，象示水在通畅的河道中流过，称为"经"。灵道为心经经穴，属金。

你看山中，幽幽山路上有一人独行，这白衣飘飘的老者是谁呢？来听听神医扁鹊的故事吧。

他生于公元前 407 年，渤海郡鄚（读如"冒"）人，本名秦越人。扁鹊年轻时在客馆做事。长桑君客居路过，只有扁鹊认他是奇人，对他恭恭敬敬。长桑君也知扁鹊不普通，这样来来去去竟有十多年。一天他叫住扁鹊说："我老了，有秘藏医方，想传给你，你不要泄漏出去。"扁鹊答应谨遵嘱托。他这才从怀中拿出药说："用草木上的露水，送服此药，三十天后即能知晓万物。"《史记·扁鹊仓公列传》如是载："饮是以上池之水，三十日当知物矣。"接着拿出方书赠与扁鹊，后消失不见。扁鹊服药三十天，就能隔墙视物。从此，扁鹊给人看病，眼睛一扫就能知道别人脏腑内情，只是表面上切脉而已。即"扁鹊以其言饮药三十日，视见垣一方人。以此视病，尽见五脏症结，特以诊脉为名耳"。他可是中国医学的奠基人之一。

灵，描述心的变幻莫测，如山间缭绕的云雾。山路比拟心神之通道，有显明处，亦有树影遮蔽之小径，神乎其神，藏满奥妙。

穴名小解

神灵之道路，阴阳之交会。开心气之郁结。

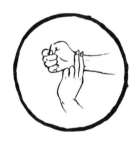

伸肘仰掌，握拳，手前臂内侧可触摸到一条大筋，此筋外侧腕横纹上两横指即是。

《针灸大成》："掌后一寸五分，手少阴心脉所行为经金。《铜人》针三分，灸三壮。

"主心痛，干呕，悲恐，相引瘈疭（读如'赤纵'，意为惊风，痫病，亦泛指手足痉挛），肘挛，暴喑（读如'音'，意为嗓子哑，不能出声）不能言。"

中医典故

《素问·汤液醪醴论》记载："帝曰：'形弊血尽而功不应者何？'岐伯曰：'神不使也。'帝曰：'何谓神不使？'岐伯曰：'针石道也。精神不进，志意不治，故病不可愈。今精坏神去，营卫不可复收。何者？嗜欲无穷，而忧患不止，精气弛坏，营泣卫除，故神去之而病不愈也。'"

病人身上用了针灸、吃了汤药，甚至动了小手术，可是病还没好，怎么回事？岐伯解释说，是因为你身体里那个神没感觉到。治病攻邪要用针药，药在肚子里行走依赖的却是神气，针药如何起作用，靠的是身体里神气的推动。精神不佳，营卫之气不能恢复，神气失去应有的作用，对治疗上的方法失却反应，当然他的病就不会好。要反省自己，是不是想要的东西太多了呢？

《内经》伴读

《素问·六节藏象论》："心者，生之本，神之变也。"

生命的根本，为神所居之处，智慧之所在。

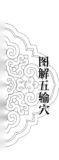

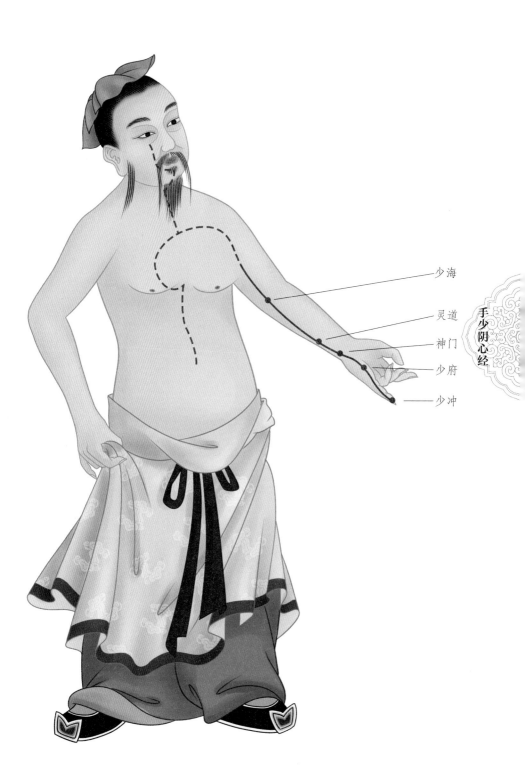

少海

灵道

神门

少府

少冲

手少阴心经

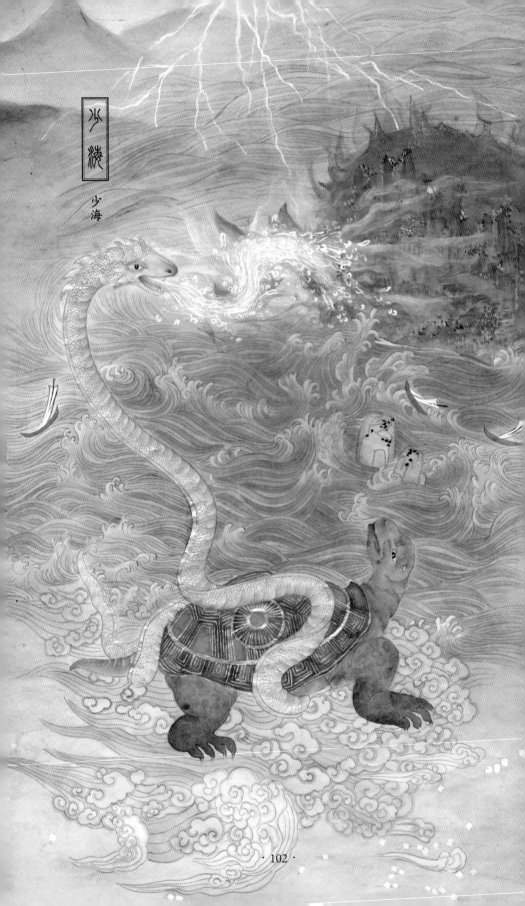

少海

题画小诗

腾蛇巨龟，北方真神玄武；
吐气浴日，本穴益水清火。
电射朝阳，其气震动心神；
山拥洪波，少海乃能安之。

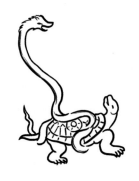

画中故事

经气充盛，由此深入，汇合于脏腑，象示百川汇合入海，称为"合"。少海为心经合穴，属水。

昏暗的天空中，一道道闪电如同倒生的枝丫，曲曲折折射将下来，海面上浪花翻滚，几条小船和巨石在浪尖里若隐若现。踏着波涛而来的，似乎是一条蛇和一头龟，这是何方神兽？原来是天上的四象之一的玄武，它是龟蛇合二为一，镇守北冥之神。色黑、北方都象征着穴位属水，黝黑冰凉的大海里，物象万千。灵蛇喷着银亮亮的清水，要浇灭太阳之火吗？其实玄武是在给燥热的心火降温。

孙思邈《备急千金要方》："心者火也，肾者水也，水火相济。"《尚书·洪范》中还说"水曰润下"，那是中医对水的描述。从少冲轻盈的小龙，到少海庞大的玄武，世界繁复林立起来。

穴名小解

少阴合穴，入海之口。治症驳杂，如海之广。东方曰少海。

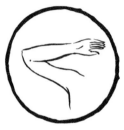

屈肘向头，上臂内侧横纹头与肱骨内上髁连线中点。

《针灸大成》："一名曲节。肘内廉节后，大骨外，去肘端五分，屈肘向头得之。手少阴心脉所入为合水。《铜人》针三分，灸三壮。甄权云：'不宜灸，针五分。'《甲乙》针二分，留三呼，泻五呼，不宜灸。《素注》灸五壮。《资生》云：'数说不同，要之非大急不灸。'

"主寒热齿龋痛，目眩发狂，呕吐涎沫，项不得回顾，肘挛腋胁下痛，四肢不得举，齿痛，脑风头痛，气逆噫（读如'一'）哕（yuě，意为呕吐），瘰疬（读如'裸立'），心疼，手颤健忘。"

中医典故

少海是哪片海呢？有人考据说它是东方的海，即渤海，它被陆地半环抱着，海域并不大，所以称"少"。

中医说脏腑生病，要针灸名字带"门、海、俞、募"的穴位，脏腑都深藏在肚腹这巨大的水谷之海中，要让出口海晏河清；经络不通畅，要针灸原穴、络穴、交汇穴，使得河道畅达无淤。

圣贤所创制的度量之数，都与天地相应。天空中星宿旋转，大地上河流奔涌，人身上与之对应的就是经络。"夫圣人之起度数，必应于天地；故天有宿度，地有经水，人有经脉。"

经络中的气血也与天地的寒暑息息相关："天地温和，则经水安静；天寒地冻，则经水凝泣；天暑地热，则经水沸溢；卒风暴起，则经水波涌而陇起。"

《内经》伴读

《素问·五藏生成》："心之合脉也，其荣色也，其主肾也。"

心脏的外合是血脉，它的荣华表现在面色上，制约心脏的是肾。

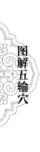

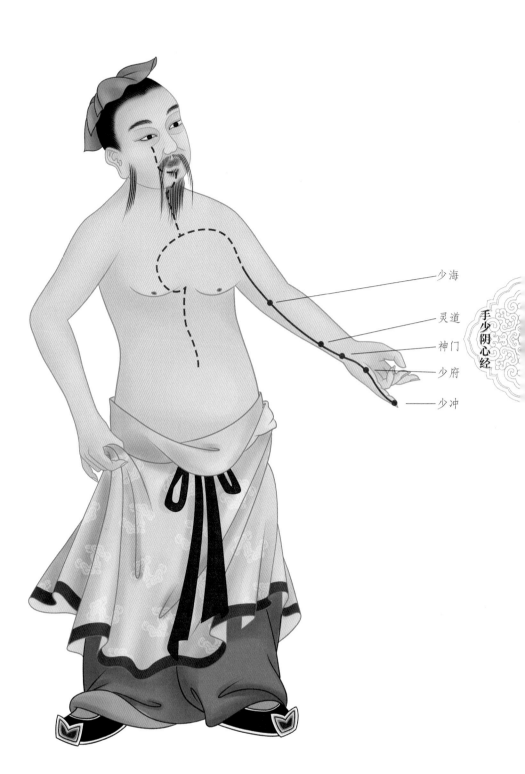

少海

灵道

神门

少府

少冲

手少阴心经

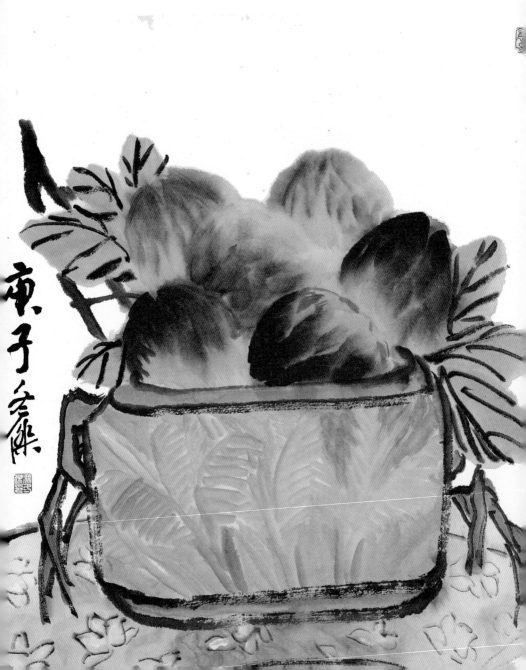

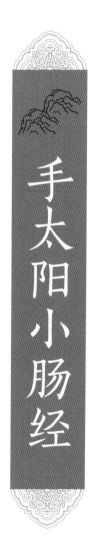

手太阳小肠经

观　涨

[明] 李梴

浮萍少泽任东西，
前谷渊源远后溪。
腕骨又通阳谷涧，
交流小海欲倾堤。

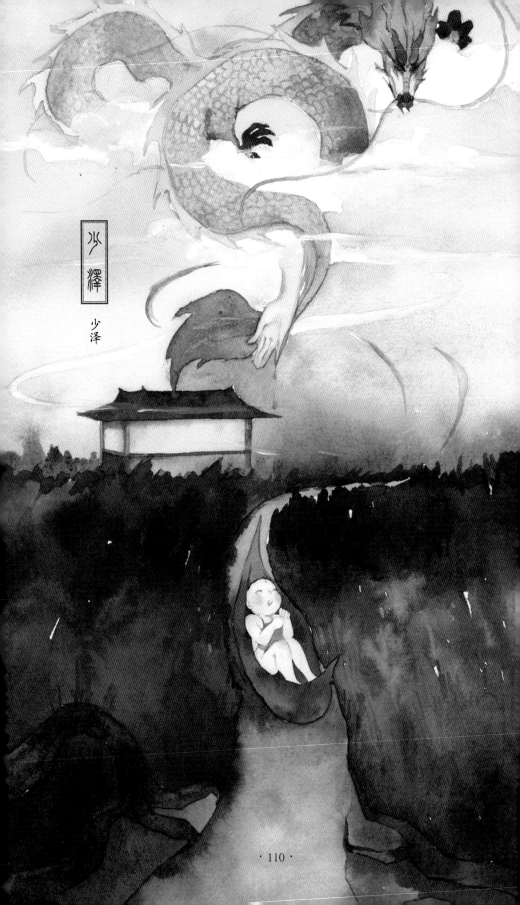

少澤

少泽

题画小诗

随波浮沉何所依，
蒹葭满目乱摇风。
金龙冲举飞白宇，
血乳垂泽一指生。

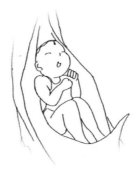

画中故事

经气所出，象示水的源头，称为"井"。少泽为小肠经井穴，属金。

少泽在小手指头靠外的指甲角里。少，即小；泽，润泽，也有恩泽的意思。还记得心经"少冲"里的小龙吗？它名叫小吉，长大了从青色摇身一变，化作黄白。少冲属木，为升发；少泽属金，为肃降，像不像青龙飞升，金龙归家呢？龙在空中施雨，正是心云初化。小肠主液，少泽是本经的源头，滋润着万千世界，你看那龙尾处藏一只手，小指尖似乎正滴下甘甜的乳汁，喂养襁褓中的婴儿呢！

此刻的大地上，微微拂动的苇草，像不像小肠中吸收营养的绒毛呢？小吉从少阴君火转来，与太阳经寒水之气融合，化为阴柔温暖之水。

中医科学院曾有这样一则医案，有位三十一岁的年轻妈妈，刚刚生育，却没有奶水，看着因饥饿而哭闹的宝宝，心中难过。医生们选了几个穴位，如胃经的足三里穴益气血、乳根穴通乳络；大肠经的合谷穴、身前正中线的膻中穴利气；还选了一处，就是少泽。治疗之后，胃口好了，这是让气血化成乳汁。这就是少泽促吸收、强营活血的本事。它位处指尖末梢，还有清小肠热、醒神的功效。

穴名小解

小指末端之处，能润泽全身。

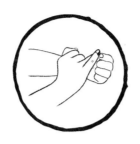

小指尺侧指甲角旁。

《针灸大成》："一名小吉。手小指端外侧，去爪甲角下一分陷中。手太阳小肠脉所出为井金。《素注》灸三壮。《铜人》灸一壮，针一分，留二呼。

"主疟寒热，汗不出，喉痹舌强，口干心烦，臂痛瘛疭（读如'赤纵'，意为惊风，痫病，亦泛指手足痉挛），咳嗽，口中涎唾，颈项急不得回顾，目生肤翳（读如'意'，意为眼球上生的障蔽视线的白膜）复瞳子，头痛。"

中医典故

针刺因简便易行，在古代常作为一种急救的办法。《素问·长刺节论》说："刺家不诊，听病者言。"医生仅看症状，遇到急症暴病就对症取穴，不再三部九候进行那么长时间的诊断辨证。

比如以前霍乱流行，大夫在街上不可给能每个人都切诊号脉，往往仅取尺泽、委中放血，就可立止腹中绞痛、烦乱，效果很好。这前提当然是要找准穴，令"气"能引至患处，若是不分虚实寒热，乱扎一通，就是望文生义了。参照古医书上的色诊、脉诊更可令针灸医术精进，虽慢，但绝不能荒废。

心与小肠相表里，论述如下：

手少阴心经丁火，手太阳小肠经丙火。

心为阴脏，小肠为阳腑。同秉大气中火气而生。丁丙者，分别为木气的阴性、阳性之称。木气有宣通作用。心经火气的宣通作用，由上而下，小肠经火气的宣通作用自下而上，以成一圆运动。手者，心经自胸走手，络小肠，主降。小肠经自手走头，络心，主升。肝经自足走胸，络胆，主升。少阴、太阳者，少阴君火、太阳寒水。心经秉阴火之气，小肠经秉阳火之气，兼秉阳水之气。此阳火乃太阳寒水封藏之大火，故小肠经称太阳。

注：阴火，由阳虚阴盛或阴盛格阳而引起的一种虚火。或谓饮食劳倦和喜怒忧思所生之火，属心火。

《内经》伴读

《灵枢·经水》："手太阳外合于淮水，内属于小肠，而水道出焉。"

小肠经外合于淮水，内联属小肠，小肠泌别清浊，饮食所化的糟粕中的水液由此而出。

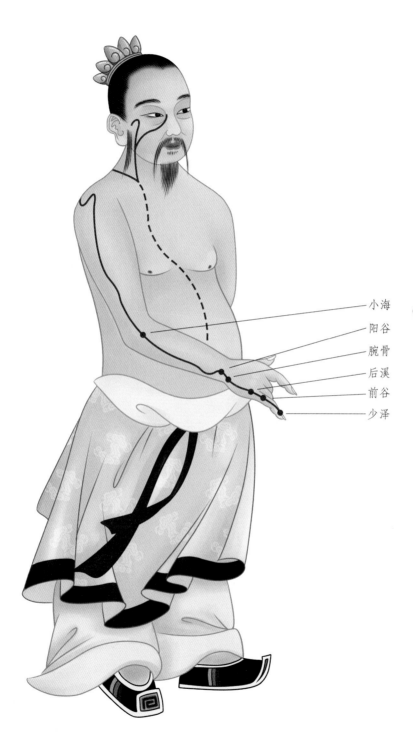

小海
阳谷
腕骨
后溪
前谷
少泽

手太阳小肠经

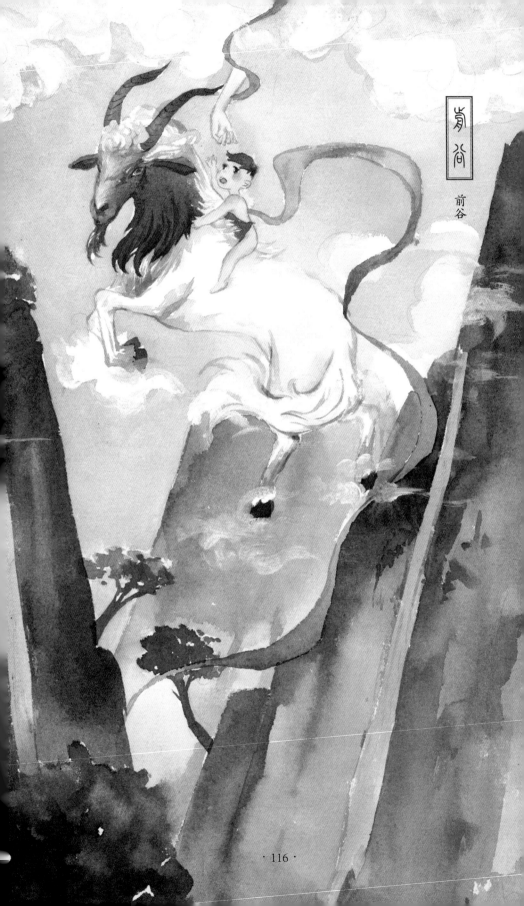

肯窗

前谷

题画小诗

巨壑含烟立青松，
邸力腾空入云流。
群山昂首吐清露，
挥手散作万谷湫。

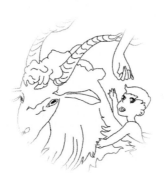

· 117 ·

画中故事

经气所溜，象示刚出的泉水微流，称为"荥"。前谷为小肠经荥穴，属水。

画中两侧山巅瀑如细流，一派清凉，好似一位大山母亲正在哺乳。前谷与少泽作用类似，都能通乳。

羊神如小肠一样属火，《三字经》说"人之初，性本善"，"善"字即从"羊"，古人寄希望于子民择善从之。它驮着小吉哺育的小孩，去触碰天神柔软的手，求雨润物，以彰祥瑞，以解燥旱，以疏风热。

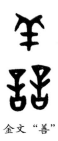

金文"善"

穴名小解

前方的谷通身前。

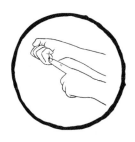

小指指掌关节前，有一皮肤褶皱末端即是。

《针灸大成》："手小指外侧本节前陷中。手太阳小肠脉所溜为荥水。《铜人》针一分，留三呼，灸一壮。《明堂》灸三壮。

"主热病汗不出，痎（读如'皆'）疟（意为隔日发作的疟疾），癫疾，耳鸣，颈项肿，喉痹，颊肿引耳后，鼻塞不利，咳嗽吐衄（nù，意为鼻孔出血，也泛指五官和肌肤等出血），臂痛不得举，妇人产后无乳。"

中医典故

荥主身热，身体发热、疾病发作时面色异常变化可刺这里。有医生说它的主要作用是让小肠通润，小肠与膀胱同属太阳，同气相求，所以清心火的同时，可以把邪火湿热导入膀胱排出去。

《素问·气穴论》里说穴位："肉之大会为谷，肉之小会为溪，肉分之间，溪谷之会。"较大的肌肉会合的部位叫作"谷"，较小的肌肉会合在"溪"，又说肉依附在骨上，骨与骨的会合处称作"节"，凡是溪、谷、节，都是气注入留止的地方，穴位又称"气穴"。

古代医家宋均解读说："无水曰谷，有水曰溪。故溪谷之在天地，则所以通风水，在人身，则所以通气血。"这就是"谷"字的深义及作用了。

到底有多少"溪谷"之穴呢？《黄帝内经》里记载了约一百六十个，张介宾失望地说："去古既远，相传多失，欲考其详数不能也。"

《明堂孔穴》由《针灸甲乙经》转载，全部约三百四十九个，宋代的《铜人腧穴针灸图经》增加五个，计三百五十四个；清代《医宗金鉴》计三百六十一个，这就是"气"旅行的溪谷地图了。近人还将常用的经外奇穴补充进来，数字又多了。

　　几千年前的黄帝听说穴位数目，与一年三百六十五天一一对应，就来请教："余闻气穴三百六十五以应一岁，未知其所，愿卒闻之。"这才有了一次又一次的对话，一站又一站的航行。与天气相应，与地理相合，一直是中国人追寻的平衡、心法和美。

《内经》伴读

　　《素问·四气调神大论》："夏三月，此为蕃秀。天地气交，万物华实。夜卧早起，无厌于日。"

　　夏季的三个月，是万物繁茂秀美的时令。天气下降，地气上腾，天地之气相交，植物开花结果，长势旺盛。这时人们应当晚睡早起，不要厌恶那火辣辣的日头。

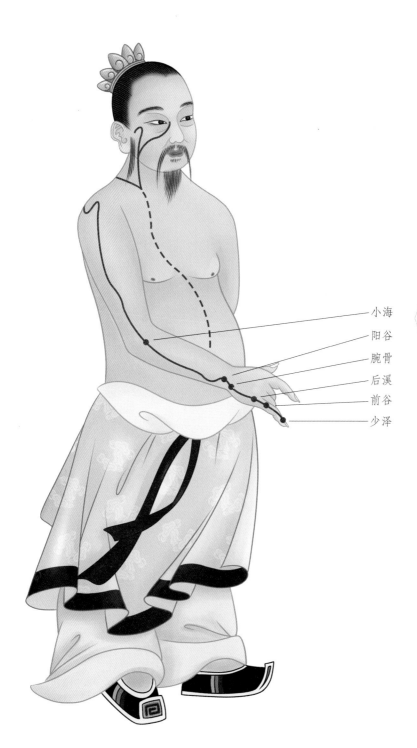

小海
阳谷
腕骨
后溪
前谷
少泽

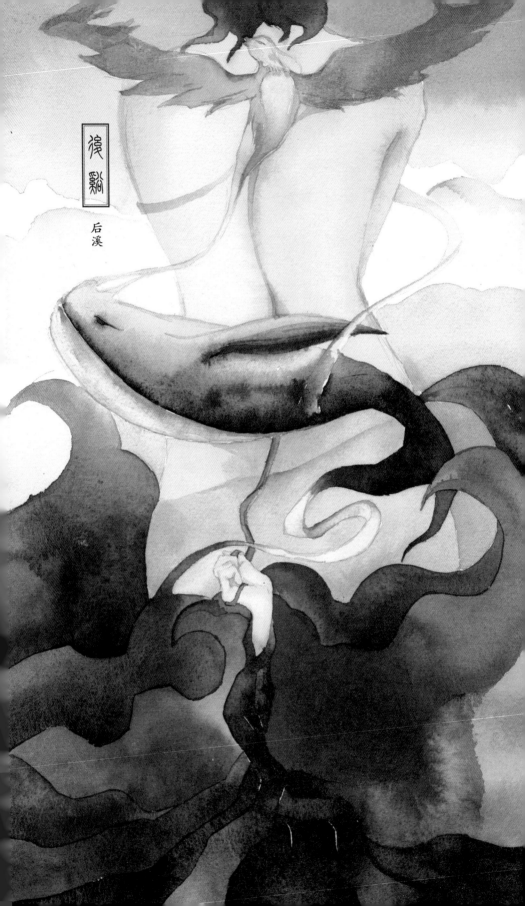

后溪

题画小诗

泛海分波涌碧涛，
一滴尝来含百川。
千溪水腾鲲鹏变，
自此遨游到极巅。

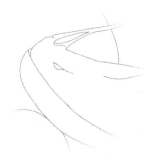

画中故事

经气所注，象示水流由浅入深，称为"输"。后溪为小肠经输穴，属木。

苍茫的海底生长着一株神树，就像后溪性属温通之木。它缓缓长到了海面上，一片波涛之中伸出一只手，微微握拳，似乎用力擎起一条巨鲸。《庄子·逍遥游》记载："北冥有鱼，其名为鲲。鲲之大，不知其几千里也；化而为鸟，其名为鹏。鹏之背，不知其几千里也；怒而飞，其翼若垂天之云。"原来这是巨大的鲲，它雍容自得，扶摇直上，驾风成鹏，沿着巨人的脊背中线直冲入脑海。

"后"字，既指位置，也指后背，还有君王、帝王、主督之含义。后溪通阳经之海——督脉。海掀巨浪，如人癫狂。海风吹拂，正如木性，气血流动才能舒筋活络。你可以滚动拳头，用桌子边沿按摩后溪来缓解颈椎僵硬。

穴名小解

后方的溪通身后。

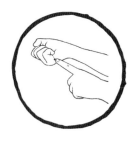

小指指掌关节后，有一皮肤褶皱，末端即是。

《针灸大成》："手小指外侧本节后陷中，握拳取之。手太阳小肠脉所注为俞木。小肠虚补之。《铜人》针一分，留二呼，灸一壮。

"主疟寒热，目赤生翳（读如'意'，意为眼球上生的障蔽视线的白膜），鼻衄（nǜ，意为鼻孔出血，也泛指五官和肌肤等出血），耳聋，胸满，颈项强不得回顾，癫疾，臂肘挛急，痂疥。"

中医典故

曾有一位七岁小姑娘，总是下意识地抽搐，眨眼、咬牙，两手时而握紧，时而摆动，时而僵直。有医生针刺就选人中穴醒神，行间穴泻火平风，配合足三里、三阴交健脾胃，大椎清热，再选后溪来调理督脉全身阳气，数次就痊愈了。

督脉主一身之阳气。《难经·二十八难》记载："督脉起下极之腧，并于脊里，上至风府，入脑上巅，循额至鼻柱，属阳脉之海。以人之脉络，周流于诸阳之分，譬犹水也，而督脉则为之都纲，故名曰海焉。用药难拘定法，针灸贵察病源。"

其他的经脉都是江河，环流在"城郭"之间。督脉却是大海，阳气如海水，温熙、充盈、推陈出新；潮起潮落时，带动着无数的大河小河、干流支流此起彼伏。

八法穴是奇经八脉和十二正经交汇的地方，又称八脉交会穴，共八处。其中小肠经后溪就通着督脉，为八法穴之一。有古人说全身穴位由六十六个五输穴统领，五输穴又由这八法穴统领，非常重要。

《内经》伴读

《素问·四气调神大论》："使志无怒，使华英成秀，使气得泄，若所爱在外。"

夏天要注意情志愉悦，不要对天长炎热感到厌倦，要使情绪平和不躁，使气色焕发光彩，体内的阳气自然得到宣散，就像把愉快的心情表现于外一样。

图解五输穴

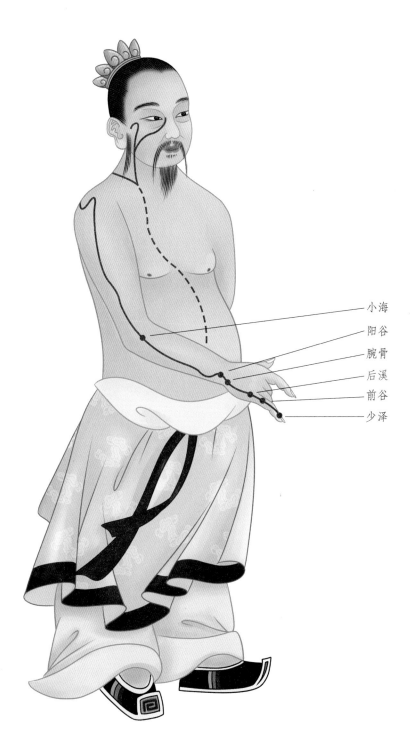

小海
阳谷
腕骨
后溪
前谷
少泽

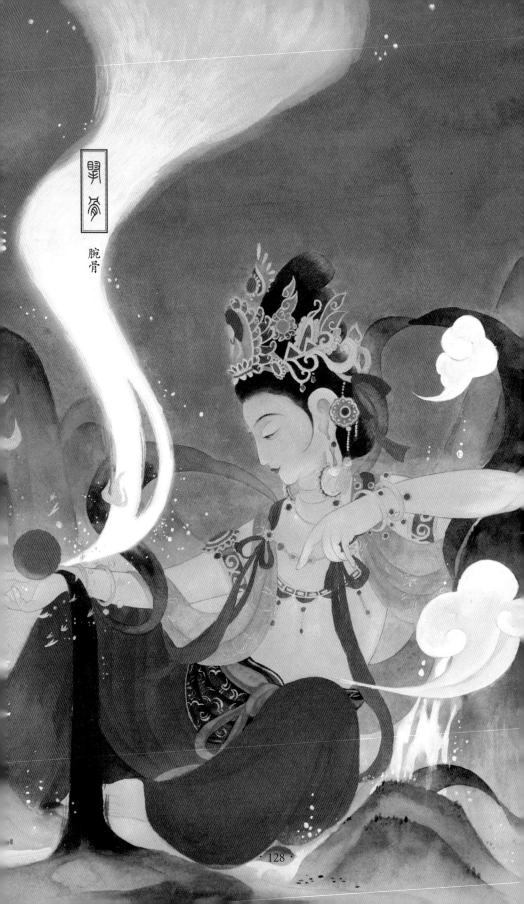

開音

腕骨

128

题画小诗

混沌未开从何辨，
罔象遗珠只此寻。
展手捻来知黑白，
散去乾坤做水云。

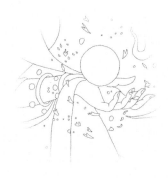

画中故事

腕骨是本条经脉的原穴，原即本源、原气之意，是脏腑原气经过和留止的部位。十二经脉在四肢各有一原穴，又名"十二原"。《难经·六十六难》言："五脏六腑之有病者，取其原也。"

小肠经原穴称为腕骨，古称豌豆骨，穴在骨的前缘，手掌外侧。

唐代诗人杜甫有"浊泾清渭何当分"的诗句。画面中的仙人，衣饰华美，捧起骄阳，舞起长袖，手掌两边腕骨处，向上涌出清清的渭水，向下流出浊浊的泾水，表示小肠能"泌别清浊"的作用。

泾渭本是一源，渭河是黄河最大的支流，源于甘肃定西渭源县鸟鼠山；泾河又是渭河的一级支流，源于宁夏六盘山东麓。

鸟鼠山是中国文献记载最早的名山之一，《尚书·禹贡》有一则有趣记载："导渭自鸟鼠同穴。鼠之山有鸟焉，与鼠飞行而处之，又有止而同穴之山焉，是二山也。鸟名为鵌，似鹅而黄黑色。鼠如家鼠而短尾，穿地而共处。"是说大禹治理渭水是从鸟鼠山开始，它位处高原，经常黄沙滚滚，因缺乏大树借以筑巢，鸟只得借用鼠穴营巢下蛋，而鼠靠着鸟为其报警，谨防老鹰侵犯。鼠在穴内，鸟在穴外，各自生育，互不侵害。

一鸟一鼠，从泾渭二水中悄悄跃出，正是一阴一阳的象征。

穴名小解

腕骨旁穴，骨穴同名。

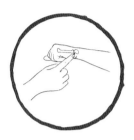

手腕外侧腕横纹前约拇指一横指，高骨下的凹窝即是。

《针灸大成》："手外侧腕前起骨下陷中。手太阳小肠脉所过为原。小肠虚实皆拔之。《铜人》针二分，留三呼，灸三壮。

"主热病汗不出，胁下痛不得息，颈颔肿，寒热，耳鸣，目冷泪生翳（读如'意'，意为眼球上生的障蔽视线的白膜），狂惕，偏枯，肘不得屈伸，痎（读如'皆'）疟（意为隔日发作的疟疾）头痛，烦闷，惊风，瘈疭（读如'赤纵'，意为惊风，痫病，亦泛指手足痉挛），五指掣，头痛。"

中医典故

是什么力量可以让清浊相分呢？

是阳热之气。原来乳糜果菜，进到肚子靠小肠的热才变成人体的肌肉、血液。腕骨穴是小肠经的原穴，河水在此奔腾而过，即"所过为原"。"原"又是三焦的尊号，三焦为水谷运转的通道，能载着肾所发的"元气"奔跑，为十二条经脉送暖。《难经》曰："三焦行于诸阳，故置一腧名曰原。"又曰："三焦者，水谷之道路，气之所终始也。""三焦者，原气之别使也。主通行三气，经历五脏六腑。""原者三焦之尊号，故所止辄为原也。"腕骨穴靠着三焦强力热量，又秉小肠承接的心之火热，分开营养清浊，进一步将水谷转化为气血、乳汁。

医家王海藏曰："假令补肝经，于本经原穴补一针；如泻肝经，于本经原穴亦泻一针。"

五脏六腑的病症，都可以取相应经脉的原穴，夯实虚弱，软化硬结，双向调节，腕骨灸能增强小肠"泌别清浊"的能力，当然也能疏散燥火，有医生就专门用腕骨穴去黄疸，那些湿热蒸腾下的黄色汗、尿，会像泥沙一样沉到水底，变黄的皮肤颜色也变回原来本色。

《内经》伴读

《素问·灵兰秘典论》："小肠者，受盛之官，化物出焉。"

小肠是受盛之官，盛受纳物，它承受胃中下行的食物而进一步分化清浊。

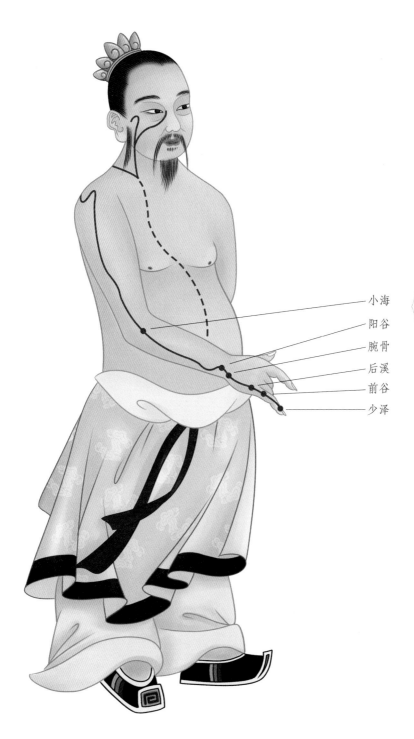

小海
阳谷
腕骨
后溪
前谷
少泽

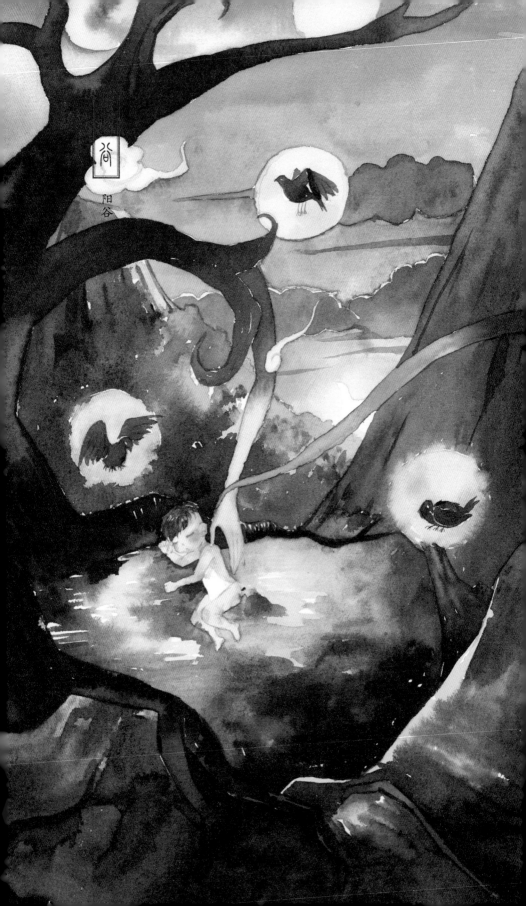

题画小诗

蓬瀛楼阁水如天，
金乌敛翅落扶桑。
四海波凝阴山月，
万国春含阳谷光。

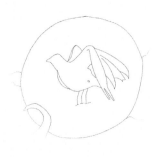

画中故事

经气所行，象示水在通畅的河道中流过，称为"经"。阳谷为小肠经经穴，属火。

这里不像三焦经的阳池、大肠经的阳溪那样宽深，如一小窝，在腕骨和小臂三角骨的间隙里。这个山谷充满阳光，一群群小太阳来这里洗澡玩耍，三足乌也千姿百态，或飞或落，或望天，或回顾，阳谷就像是一个童话世界。你看，扶桑树上的一只大手，把刚值守一天已困倦的太阳、小孩儿送回树下，它们躺在温暖的阳谷里，小睡一会儿，让古道热肠中的心火肃降，安静休憩。《山海经·海外东经》载："汤谷上有扶桑，十日所浴，在黑齿北。居水中，有大木，九日居下枝，一日居上枝。"说在黑齿国北有个汤谷，谷中有一株扶桑树，枝枝丫丫地非常茂盛，远古洪荒世界，天有十日，轮流值守，家就安在扶桑树上。其中九日在下方树枝，一日悬在树冠之顶，以照耀宇宙为务。

《山海经·大荒南经》载："东南海之外，甘水之间，有羲和之国。有女子曰羲和，帝俊之妻，生十日，方浴日于甘渊。"太阳之父为帝俊，母为羲和，常举家沐浴于甘渊，洗浴之时东海沸腾，才有了潮起潮落。十日传说与十月历法有关联，后有射日传说，是不是隐喻了历法的变更呢？

穴名小解

太阳经阳侧，属火之穴，兴阳有效。

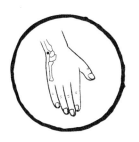

手背腕横纹外侧，尺骨小头前凹窝中。

《针灸大成》："手外侧腕中，锐骨下陷中。手太阳小肠脉所行为经火。《素注》灸三壮，针二分，留三呼。《甲乙》留二呼。

"主癫疾狂走，热病汗不出，胁痛，颈颔肿，寒热，耳聋耳鸣，齿龋痛，臂外侧痛不举，吐舌，戾颈，妄言，左右顾，目眩，小儿瘛疭（读如'赤纵'，意为惊风，痫病，亦泛指手足痉挛），舌强不嗍（读如'嗦'，意为吮吸）乳。"

中医典故

"井、荥、俞、经、合"暗合五行，就与季节相关联。《素问·水热穴论》提出四季取穴法："春取络脉分肉，夏取盛经分腠，秋取经俞，冬取井荥。"春夏秋冬各刺不同，为什么？

"岐伯曰：春者木始治，肝气始生，肝气急，其风疾。经脉常深，其气少，不能深入，故取络脉分肉间。夏者火始治，心气始长，脉瘦气弱，阳气留溢，热熏分腠，内至于经。故取盛经分腠。绝肤而病去者，邪居浅也。所谓盛经者，阳脉也。秋者金始治，肺将收杀，金将胜火，阳气在合，湿气及体，阴气初胜，未能深入，故取俞以泻阴邪，取合以虚阳邪。阳气始衰，故取于合。冬者水始治，肾方闭，阳气衰少，阴气坚盛，巨阳伏沉，阳脉乃去，故取井以下阴逆，取荥以实阳气。故曰：冬取井荥，春不鼽（读如'求'，意为鼻子堵塞不通）衄（nǜ，意为鼻孔出血，也泛指五官和肌肤等出血）。"

　　春天人的经脉还没从冬天的深沉中活跃起来，所以浅刺络脉肉间就够了。夏天邪气都在浅表，针刺刚透过皮肤即可。金秋时节，肺气收敛，阳气刚进入合穴，所以取合穴虚阳邪；阴气初生，寒湿侵犯尚未能深入，所以刺输穴泻阴邪。冬天肾气闭藏，阳气衰少，阴气却最坚固，所以取井穴来泻阴气阻止其上逆，取荥穴来补阳气，这样春天就不会流鼻血不止。这就是《黄帝内经》中四季和五输穴的搭配。

　　春夏秋冬各有所刺，是人体追随自然之气的调整，升降浮沉，同频共振。二十四节气里每一个生物的振翅或蛰藏，水生化作陆生，解角或是脱壳，先哲无不紧扣"气"之变来解读。

《内经》伴读

　　《素问·异法方宜论》："南方者，天地所长养，阳之所盛处也。其地下，水土弱，雾露之所聚也。"

　　南方地区，象自然界万物长养的气候，阳气最盛的地方，地势低下，水土薄弱，因此雾露经常聚集。

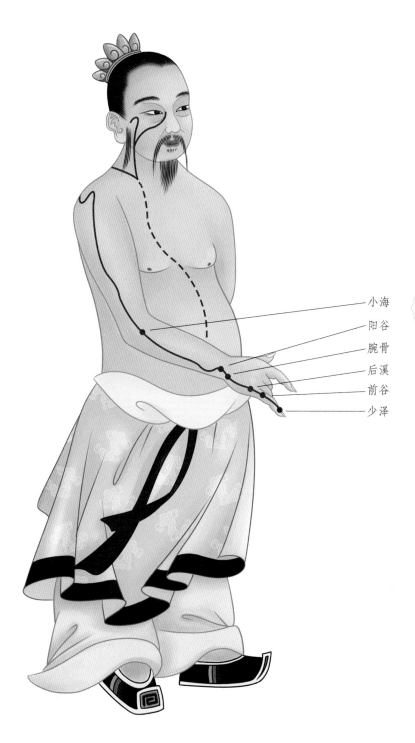

小海
阳谷
腕骨
后溪
前谷
少泽

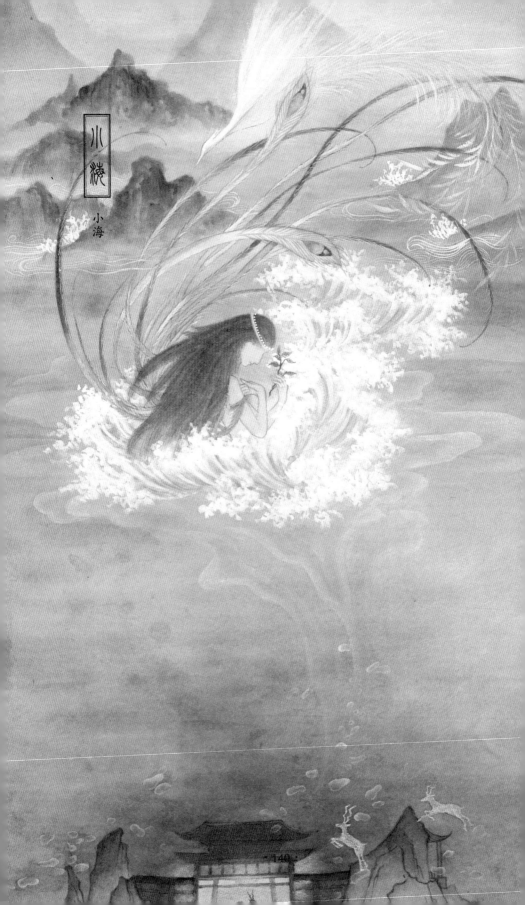

小海

题画小诗

拨涛煮沤也太痴，
精鸟投石动微澜。
春秋未必迁沧海，
吹波已然布大千。

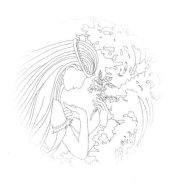

画中故事

经气充盛，由此深入，进入脏腑，象示百川汇合入海，称为"合"，小海为小肠经合穴，属土。

小海，即小小的、平和的海，治症却很多，像海一样包容。小肠为火腑，对应南方，像不像南冥呢？《庄子·逍遥游》说"南冥者，天池也"，现代地理上的天池，多指在长白山。这里还叫"龙潭""海眼"，所谓"海眼"说是因其与大海相通，小肠承接胃中水谷，通胃之海，也称"受盛之官"。

我们就来看看这水底世界吧：群山环绕天池，水底藏着一座火红的宫殿，檐角飞扬，仙草飘飘，宫殿有瑞兽金羊，在深蓝色的海底跳跃嬉戏。

羊对应十二生肖中的未，小肠经当令，旺盛时间也为未时（13点至15点）。火宫表示虽然名为小海，但小肠与心互为表里，小肠的热源自心，它化腐朽为神奇的功能就源自心的火热。

天池之上，女神为谁？

原来是炎帝的小女儿女娃。她游东海时溺亡，你看她神态悲伤，正要死去化成精卫，朝着海岸旁的发鸠之山，刚刚展开羽翼，誓要衔西山的木枝、石子，将东海填平。

穴名小解

小肠合穴如海。

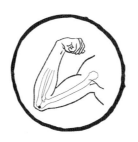

肘尖最高点与肘部内侧高骨最高点间的凹窝。与少海近。

《针灸大成》："肘外大骨外，去肘端五分陷中，屈手向头取之。手太阳小肠脉所入为合土。小肠实泻之。《素注》针二分，留七呼，灸三壮。

"主颈颔、肩臑、肘臂外后廉痛，寒热齿龈肿，风眩颈项痛，痂肿振寒，肘腋痛肿，小腹痛，痫发羊鸣，戾颈，瘛疭（读如'赤纵'，意为惊风，痫病，亦泛指手足痉挛）狂走，颔肿不可回顾，肩似拔，臑似折，耳聋，目黄，颊肿。"

中医典故

五脏六腑各有"王"时，就是气血最旺时。一天十二个时辰，各有所归。古代的中国人称为"子午流注"。子时（23点至1点），胆经最旺。丑时（1点至3点），肝经最旺。寅时（3点至5点），肺经最旺。卯时（5点至7点），大肠经最旺。辰时（7点至9点），胃经最旺。巳时（9点至11点），脾经最旺。午时（11点至13点），心经最旺。未时（13点至15点），小肠经最旺。申时（15点至17点），膀胱经最旺。酉时（17点至19点），肾经最旺。戌时（19点至21点），心包经最旺。亥时（21点至23点），三焦经最旺。

除了人体，星辰也有"运气"。站在地球上看星星，都遥不可及，其实亘古不动的是恒星，行星却一直绕行不息。每一季节都有一个时空系统处于旺——某星距离地球最近；一个处于相旺——即将接近；一个处于休旺——刚刚离去；一个处于囚旺——较远；一个处于死旺——很远的状态。脏腑五行属性，与天体五星有无相关呢？不妨和身体互参。

《内经》伴读

《素问·异法方宜论》："其民嗜酸而食胕，故其民皆致理而赤色。其病挛痹，其治宜微针。"

南方的居民喜欢吃酸类和腐熟的食品，皮肤腠理致密而带红色。容易发生筋脉拘挛、麻木不仁等疾病，微针治疗最适宜。

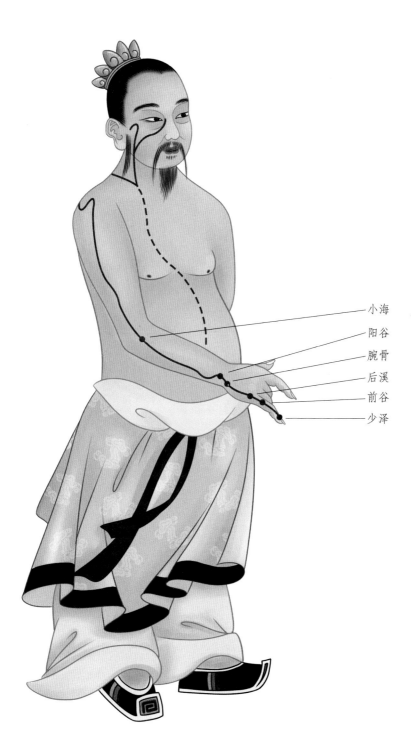

小海

阳谷

腕骨

后溪

前谷

少泽

手太阳小肠经

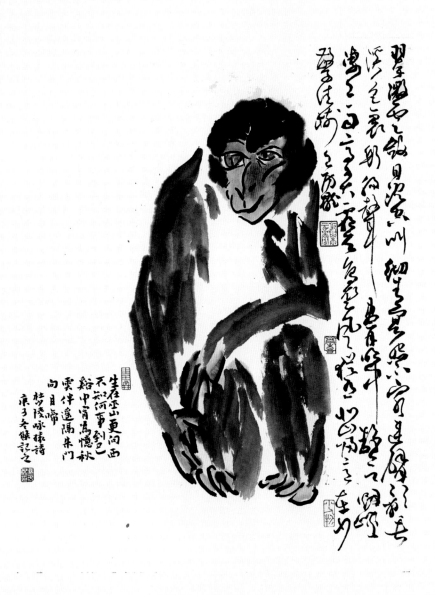

生在巫山更洞西
不知何事到巴
谿中宵為憶秋
雲伴遠隔朱門
向月啼
楚陵詠猿詩
庚子冬蘇記之

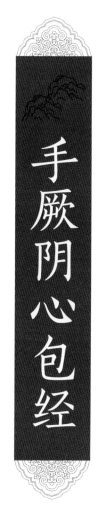

手厥阴心包经

秋 雁

[明]李梴

中冲孤雁彻云霄，
几度劳宫破寂寥。
转过大陵来间使，
深渊曲泽莫招摇。

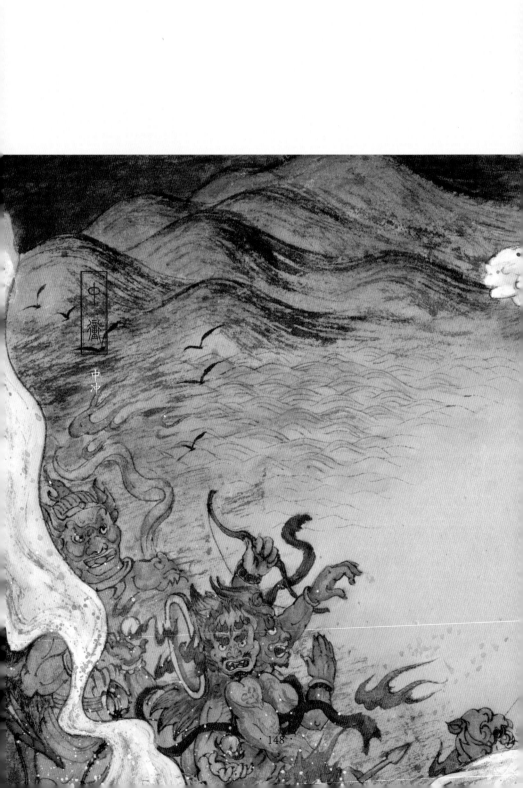

题画小诗

修罗嗔火，
以象心中烦热；
藕节青葱，
井木指臂之相。
帝释中正，
以象心之宫城；
淡默处之，
正以降伏其火。

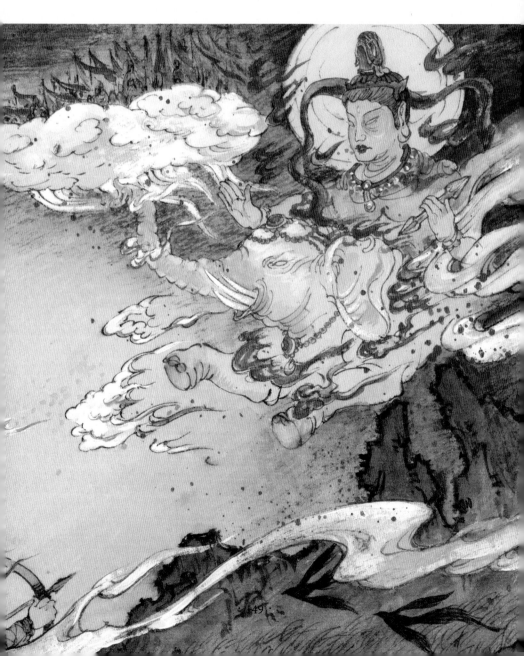

画中故事

经气所出，象示水的源头，称为"井"。中冲为心包经井穴，属木。

是谁骑着白象，谁又隐藏进藕孔中了呢？

印度流传着这样的故事：阿修罗是神话中的一种恶神，与帝释战斗，《观佛三昧海经》记载他"立大海水踞须弥山顶。九百九十九手，同时俱作撼善见城，摇须弥山。四大海水一时波动"，帝释处乱不惊，诵持经咒。那阿修罗耳鼻手足似乎脱落了下来，搅动起的海水也发红赤色，心中害怕的阿修罗大败而走，欲遁无所，以神通力潜身，入于藕丝之孔。

你看浩瀚的海水中，三头六臂的修罗们掩面抵挡，节节败退。须弥山顶，骑着白象的帝释神情平静，持宝杵，诵佛经；那藕孔中的白气似有木火上炎之势，十万天兵展旌旗助威，以防修罗之火再扰乱心神。

明代王世贞写诗道："初疑藕孔修罗出，稍觉莲花般若生。"

莲藕青青，比喻穴位属木；井穴清心除烦，如藕孔藏起妖魔，才渐生智慧。奇妙的莲藕，在神话里常和身体相关，中国的哪吒，身体就是从莲藕茎节中起死回生的。

穴名小解

气血中道而行，至中指尖冲出。

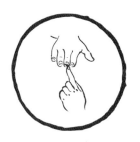

中指末端中央处。

《针灸大成》："手中指端，去爪甲角如韭叶陷中。心包络脉所出为井木。心包络虚补之。《铜人》针一分，留三呼。《明堂》灸一壮。

"主热病烦闷，汗不出，掌中热，身如火，心痛烦满，舌强。"

中医典故

经络起始在这，水汽涌动，气也跑得飞快。中医总结了病机十九条，可找到心火对应的症状，如"诸热瞀瘈，皆属于火；诸痛痒疮，皆属于心"，意思是说凡是热病导致的视物昏花，肢体抽搐，都属于火；凡是疼痛、瘙痒、疮疡，都属于心。

很重的热，则痛；微微的热，则痒；疮是热烧起来燔灼所导致的。当你慢慢靠近火，离着近就痛，离着远就痒，触碰到火就要生灸疮了。心，五行属火，所以这些都是心病。痛痒的区分，与火的距离远近有关。

宋朝李迅在《集验背疽方》中写道："疼处以痒为度；痒处以痛为度。"古老的灸法中，初灸为痛的地方，要灸到痛逐渐变痒；初灸为痒的地方，要灸到痒逐渐变痛，火力才算推动了气机，心中感觉到的变换，是药效的度量。

《内经》伴读

《灵枢·经水》："手心主外合于漳水，内属于心包。"

心包经内联属心包络，外合于漳水。漳水在古代分为清漳水和浊漳水，它们都发源于今天山西境内。

图解五输穴

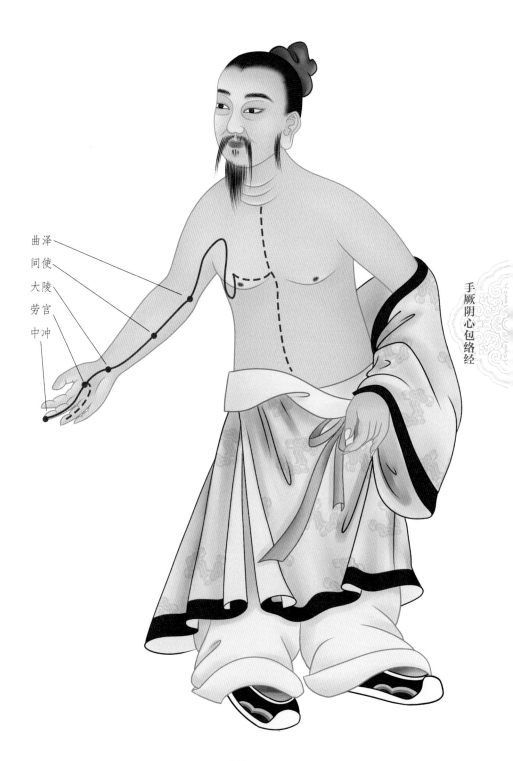

曲泽
间使
大陵
劳宫
中冲

手厥阴心包络经

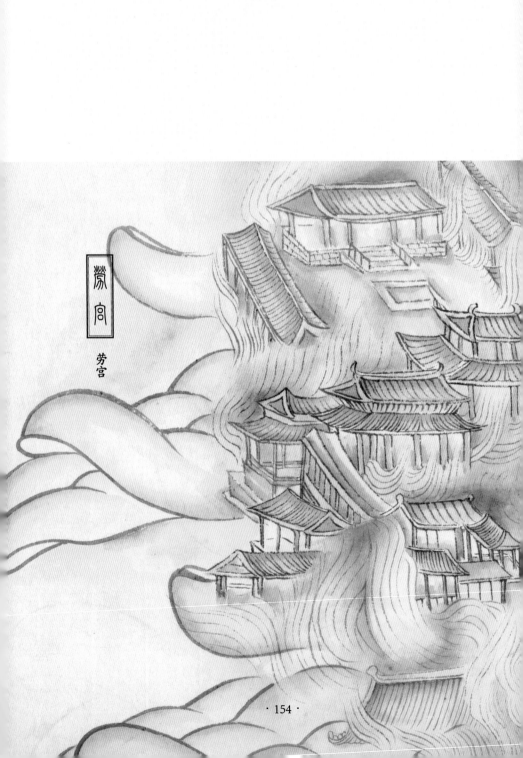

勞宮

题画小诗

手托赭宫，
其处正在掌心；
殿陛焚蒸，
蒸热重炎上焦。
色做红赤，
经穴同属于火；
诸痛痒疮，
转机皆在此中。

画中故事

经气所溜，象示刚出的泉水微流，称为"荥"。劳宫为心包经荥穴，属火。

我们的手上有座巍峨的宫殿，叫"劳宫"。劳作靠手，五指张开、合起、不断抓取，这是"劳"，中央的指挥枢纽如同宫殿一般地位尊贵，这就是"宫"。握拳时中指尖所指处即是劳宫穴。

唐代诗人杜牧写的《阿房宫赋》这样描写宫殿："蜀山兀，阿房出。覆压三百余里，隔离天日。"

将蜀山的树木伐光了，才建起了富丽堂皇的阿房宫，其广大之极，甚至"长桥卧波，未云何龙？复道行空，不霁何虹？"天上无云，竟然宫墙频见龙影；空中阁路，竟然引来彩虹留驻；"一日之内，一宫之间，而气候不齐"，节气竟都有差异。骄奢淫逸的始皇帝，天下百姓"不敢言而敢怒"。

画中的宫殿，劳天下民力建造，是万民手托而成；函谷关攻破后，项王草莽雄强，付之一炬，成一片"可怜焦土"。

手托火宫，呼应劳宫穴在掌心，为荥穴，属火，为火经火穴。劳宫可清上焦热，缓解心火过旺，如苦味之药，能收敛心阴而包裹虚火。劳宫着火，实是心火在蔓延。

穴名小解

劳作之宫，手心居中为贵。且由此出两路气血至指尖。

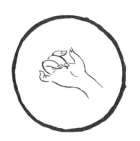

握拳，中指尖下即是。

《针灸大成》："一名五里，一名掌中。掌中央动脉。《铜人》屈无名指取之。《资生》屈中指取之。滑氏云：'以今观之，屈中指、无名指两者之间取之为允。'心包络脉所溜为荥火。《素注》针三分，留六呼。《铜人》灸三壮。《明堂》针二分，得气即泻，只一度，针过两度，令人虚。禁灸，灸令人息肉日加。

"主中风，善怒，悲笑不休，手痹，热病数日汗不出，怵惕，胁痛不可转侧，大小便血，衄（nǜ，意为鼻孔出血，也泛指五官和肌肤等出血）血不止，气逆呕哕（yuě，意为呕吐），烦渴食饮不下，大小人口中腥臭，口疮，胸胁支满，黄疸目黄，小儿龈烂。"

中医典故

《灵枢·九针论》说："久视伤血，久卧伤气，久坐伤肉，久立伤骨，久行伤筋，此五久劳所病也。"人生病，多是由于在某一个方面长久地过用身心，劳力伤精，相火炽盛，神所居的宫殿心阴不足而致。

掌心的劳宫，也阐明了心包经能代心受邪，古人心中的神明不病，得病都发生在宫殿受损，在器官上。

《内经》伴读

《素问·金匮真言论》："言人身之脏腑中阴阳，则脏者为阴，腑者为阳。"

古人将脏腑这个系统也划分阴阳，简单来说，脏属阴，腑为阳。

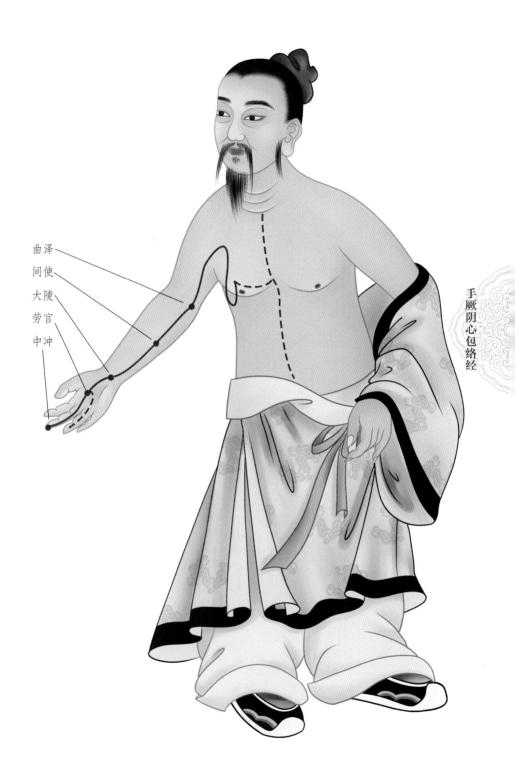

曲泽
间使
大陵
劳宫
中冲

手厥阴心包络经

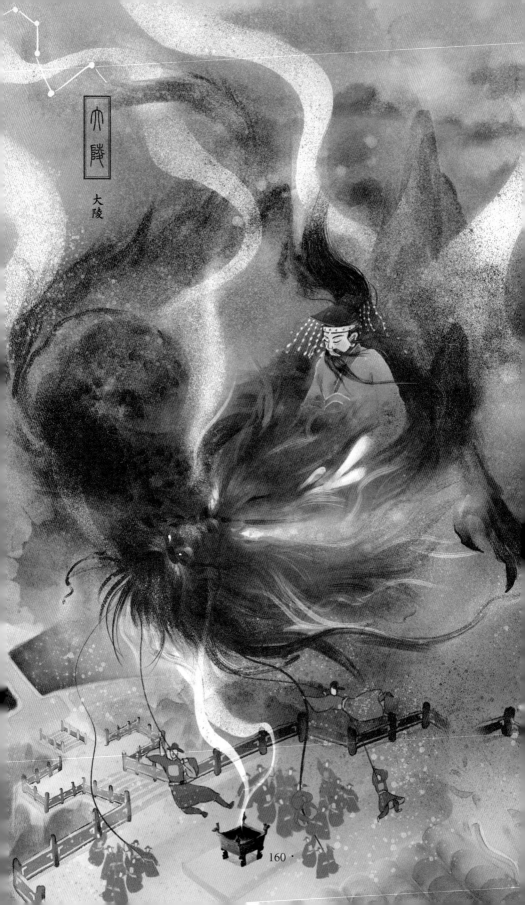

大陵

题画小诗

黄帝升天，此地即为祖陵；
墓寝藏神，本穴常能安之。
百官攀龙，长随一身之主；
祭台告天，心包即是宫城。

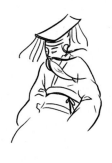

· 161 ·

画中故事

经气所注，象示水流由浅入深，称为"输"。大陵为肝经输穴，属土。大陵还是本条心包经经脉的原穴，原即本源、原气之意，是脏腑原气经过和留止的部位。十二经脉在四肢各有一原穴，又名"十二原"。

好雄壮的一条龙啊！它上面载的人又是谁？

原来是黄帝，三皇五帝之一。龙从空中大陵星宿中探身下凡，接引黄帝升天，百官有的抓龙须，有的扯龙鳞，都想跟着到天上看一看。由此让人联想到"攀龙附凤"这个词。《素问·上古天真论》记载黄帝的一生："昔在黄帝，生而神灵，弱而能言，幼而徇齐，长而敦敏，成而登天。"这里画的就是他上天成神那个时刻。黄帝大陵势缓而藏神，能平心气，正呼应心包为心之外守。

手掌根处掌骨像一道山梁，宽大地横亘在腕横纹"河流"前，所以称"大陵"，此穴就在腕横纹中点。大陵也是星宿名，在昴宿的西北上，胃宿的北部；西方称之为英仙座大陵五星，宙斯之子帕尔修斯，他手中提着恶魔美杜莎的头颅上，魔女额头上有一"魔眼"恰恰就是此星的位置。在古希腊传说中，谁与魔眼对视，立刻化为石头。占星学认为，这颗凶星象征谋杀、大屠杀、横死等等不幸，与我们祖先的观点颇有共性。

穴名小解

掌后高骨如陵。大陵也为星名，使安息、长眠。

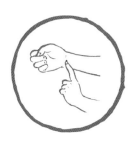

腕横纹上两筋间，握拳时明显。

《针灸大成》："掌后骨下，两筋间陷中。手厥阴心包络脉所注为俞土。心包络实泻之。《铜人》针五分。《素注》针六分，留七呼，灸三壮。

"主热病汗不出，手心热，肘臂挛痛，腋肿善笑不休，烦心，心悬若饥，心痛掌热，喜悲泣惊恐，目赤目黄，小便如血，呕哕（读如'约'）无度，狂言不乐，喉痹，口干，身热头痛，短气，胸胁痛，痫（读如'郭'）疮疥癣。"

注：呕哕，即呕哕（yuě），意为呕吐。痫（读如"郭"）疮，症为手掌及足背的皮肤发黄，白色脓胞，痛痒无时，搔破则流黄水，左右常对称，时愈时发，病期多绵长，就其症象和病程又分湿、干、久等，由风湿客于手足而形成之皮肤病。

中医典故

黄帝陵在今陕西延安黄陵县北桥山，上有据称为黄帝亲手植种的古柏群。汉武帝曾亲率十八万大军拜祭。《玉龙歌》言："大陵穴内人中泻，心得清凉气自平。"

《素问·灵兰秘典论》说："膻中者，臣使之官，喜乐出焉。"明代医家吴崑解读到："膻中气化则阳气舒，而令人喜乐，气不化则阳气不舒，而令人悲愁，是为喜乐之所从出也。"厥阴心包还要"代心用事"，把悲伤都留给自己，不要让心君知道；危急关头，还要"代心受邪"做起带刀侍卫。"心主之宫城"名不虚传，它是人体的最后一道防线。

有趣的是，原穴中肺经太渊、脾经太白、肾经太溪、肝经太冲，此处大陵，太与大字似乎隐含着五脏地位的不同。

《内经》伴读

《素问·灵兰秘典论》："膻中者，臣使之官，喜乐出焉。"

心包即是心的外围组织，心的喜乐，由它们来传达。

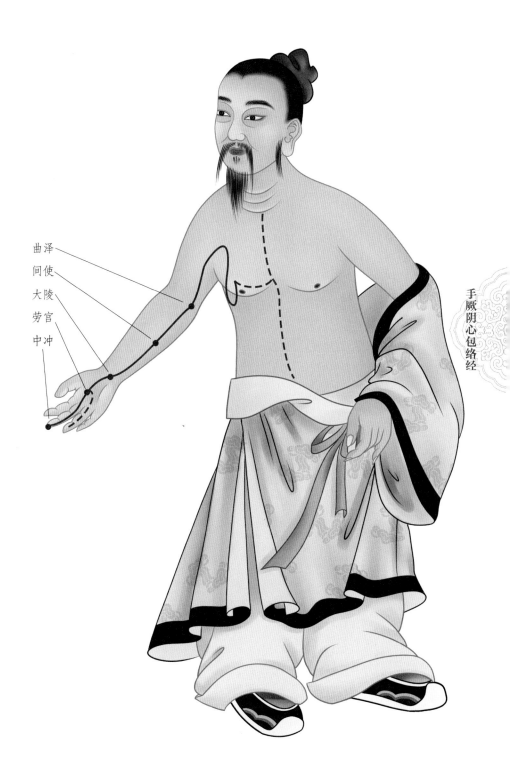

曲泽
间使
大陵
劳宫
中冲

手厥阴心包络经

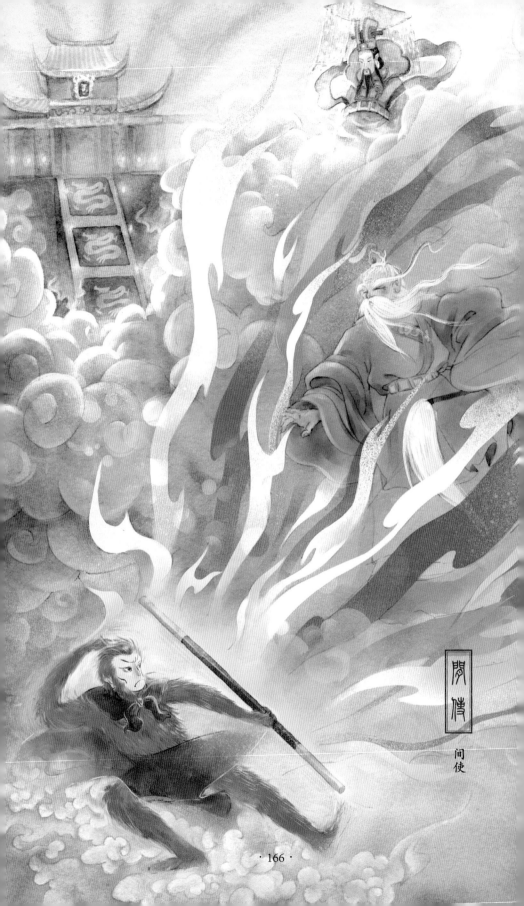

間使

间使

题画小诗

猴王难缚，以像心猿躁动；
金星奉旨，本穴金性摄敛。
玉帝冲渊，元神长处无为；
招安之功，间使辐凑君臣。

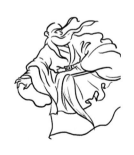

画中故事

经气所行，象示水在通畅的河道中流过，称为"经"。间使为本经经穴，属金。

悟空顽劣成性，谁的话也不听。太白金星作为玉帝使者又来规劝。

此处就是间使穴，穴在手臂上两筋之间，别称"鬼路"。古人情志病多责于鬼神。孙悟空立起金箍棒，傲慢地等在花果山，颤巍巍的太白腾云驾雾，远处玉帝与天宫隐隐若现。代心宣旨的太白金星，象征穴位属金，有肃降的意味。收伏"心猿"，止定"意马"，定而后能静。本穴可清心泻热，安心宁神。

穴名小解

心包为臣使之官，为君执行政令的使者，位在两筋间。

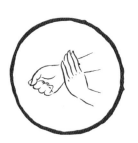

腕横纹上四横指两筋间。

《针灸大成》："掌后三寸，两筋间陷中。心包络脉所行为经金。《素注》针六分，留七呼。《铜人》针三分，灸五壮。《明堂》灸七壮。《甲乙》灸三壮。

图解五输穴

"主伤寒结胸，心悬如饥，卒狂，胸中澹澹（意为胃脘部有翻动不适之感），恶风寒，呕沫，怵惕，寒中少气，掌中热，腋肿肘挛，卒心痛，多惊，中风气塞，涎上昏危，喑不得语，咽中如梗，鬼邪，霍乱干呕，妇人月水不调，血结成块，小儿客忤。"

注：结胸，邪气结于胸中，而出现心下痛，按之硬满。寒中少气，感寒邪而气短。客忤，小儿神气未定，如骤见生人，或突闻异声、突见异物，引起惊吓啼哭，甚或面色变异，吐泻腹痛，或发生抽搐。

中医典故

《素问·徵四失论》云："夫经脉十二、络脉三百六十五，此皆人之所明知，工之所循用也。"经脉有十二，络脉有三百六十五，这是人们所知道的，也是医生所遵循应用的。那经络究竟是什么？是血管？是神经？是能量？是电场？是有形还是无形呢？

《灵枢·经脉》记载："黄帝曰：人始生，先成精，精成而脑髓生，骨为干，脉为营，筋为刚，肉为墙，皮肤坚而毛发长，谷入于胃，脉道以通，血气乃行。雷公曰：愿卒闻经脉之始也。黄帝曰：经脉者，所以能决死生、处百病、调虚实，不可不通。"

黄帝说：人生命的起点，先由父母天地的精华凝聚，后发育生出脑髓，逐渐形成了支柱般的骨骼，藏血气灌溉周身的脉络，巨大绳索般围拢你的筋，厚厚城墙般的肌肉，皮肤坚韧毛发丛生，一个有活力的孩童就形成了。出生后，离开母腹中的营养，胃开始受纳水谷，"啪"的一下，好像全身原本漆黑的"脉道"全亮起了街灯，气血便开始通行，属于你自己的生命徐徐展开。胎儿时有了脑、骨、髓、筋、脉、肉、血、皮肤、毛发，还有胃，并没说经脉。雷公还追问经脉是怎么"生"出来的？起始在何处呢？

黄帝悠悠的说：经脉决定生死，处理百病，调节虚实，怎可不通晓？

答案似是而非，至少脑、骨等等器官都不是经脉，既不是在母腹中长出，也不是出生后重新生出来的。"决生死、处百病、调虚实"，这都是经脉的本事，似乎其他有形状的心、肝等五脏六腑，没哪一个器官能做这事。疑问继续，何为经脉呢？

《内经》伴读

《灵枢·邪客》："心者，邪弗能容也。容之则心伤，心伤则神去，神去则死矣。故诸邪之入于心者，皆在于心之包络。"

心经所取的腧穴，实际是心包经络之所属。心是五脏六腑的主宰，又是精神的聚居地，它器质坚固，不容邪气侵入。一旦有邪侵入，就会伤心，心即损伤，精神气就会耗散离去，人就死了。各种侵犯心脏的病邪，都伤在心的包络上。

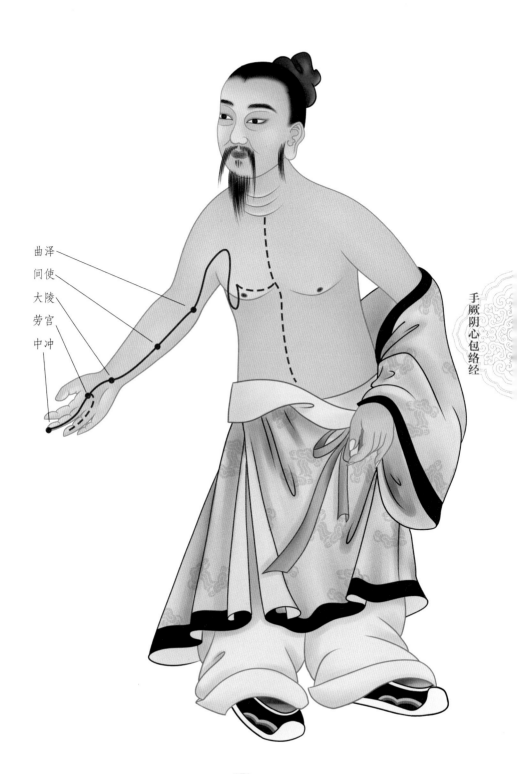

曲泽
间使
大陵
劳宫
中冲

手厥阴心包络经

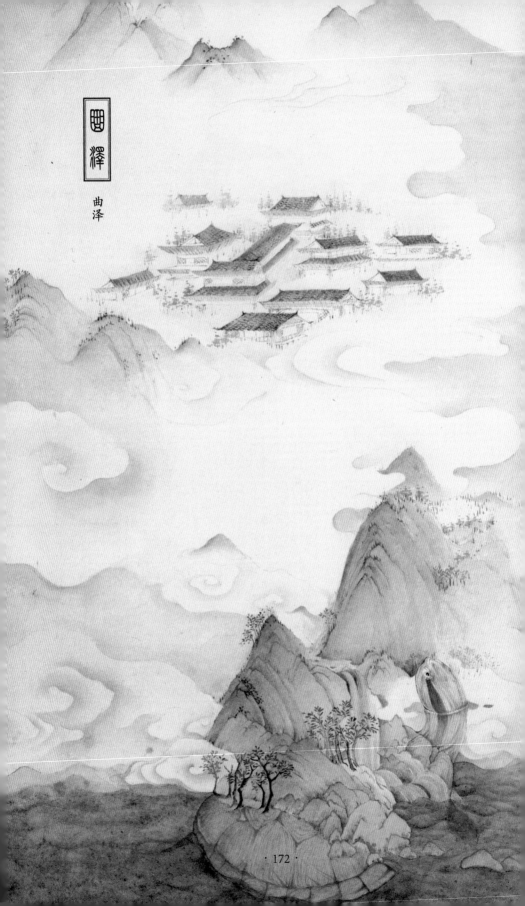

曲澤

题画小诗

灵龟回望，常恋心之宫城；
云水空蒙，相合乃能入海。
殿影绰绰，此间代帝受邪；
曲池尺泽，中间则名曲泽。

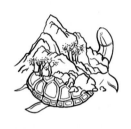

· 173 ·

画中故事

经气充盛，由此深入，汇合于脏腑，象示百川汇合入海，称为"合"。曲泽为心包经合穴，属水。

深蓝的海面上，神龟负着大山，慢悠悠地转过头来，它在留恋什么？山中宫城又是何人所居呢？

曲，是弯曲。泽，水渐趋平静，没那么急匆匆，好像在手肘窝处汇成一片湖泽。尺泽、少海在其左右，外侧还有足厥阴肝经的曲池。名字似乎从中而来。曲泽是合穴，属水。这里气血充盈，画里的世界到处云雾缭绕，影影绰绰的宫殿为"君主之宫城"，是心神畅游处。本穴治症很多，与尺泽类似，刺出几滴血就能疏导肚腹中的邪气，《难经》云："合主逆气而泄。"医生们常选曲泽穴，取其能软坚之效，再疏肝理气，能让郁闷的情绪消失。

古代的中国、印度都有巨龟背大地的传说，它们眨一眨眼睛，动一动四肢，古人认为那就是地震、海啸的源头。

穴名小解

曲肘现出湖泽。

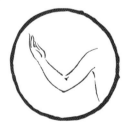

肘横纹上，稍曲臂时可摸到一条大筋，即肱二头肌腱，
其内侧即尺侧缘凹窝中，与尺泽膈腱相望。

《针灸大成》："肘内廉陷中，大筋内侧横纹中动脉是。心包络脉所入为合水。《铜人》灸三壮，针三分，留七呼。

"主心痛，善惊，身热，烦渴口干，逆气呕涎血，心下澹澹（意为胃脘部有翻动不适之感），身热，风疹，臂肘手腕不时动摇，头清汗出不过肩，伤寒，逆气呕吐。"

中医典故

《灵枢·经别》载："余闻人之合于天地道也，内有五脏，以应五音、五色、五时、五味、五位也；外有六腑，以应六律。六律建阴阳诸经而合之十二月、十二辰、十二节、十二经水、十二时、十二经脉者，此五脏六腑之所以应天道。夫十二经脉者，人之所以生，病之所以成，人之所以治，病之所以起，学之所始，工之所止也。"

是说人与自然界的现象相适应，内有属阴的五脏分别相应着五音（宫、商、角、徵、羽）、五色（青、赤、黄、白、黑）、五时（春、夏、长夏、秋、冬）、五味（酸、苦、甘、辛、咸）、五方（东、南、西、北、中）；外有属阳的六腑以应六律。六律有阴有阳以应阴阳诸经，合于时令的十二月、十二辰、十二节、十二经水、十二时辰、十二经脉。这就是五脏六腑和自然界现象相适应的情况。十二经脉是人体气血运行的通路。人体的生存、疾病的发生，以及人体的健康和疾病的痊愈，都与经脉的作用有关。初学医者必须学习这些经脉理论，即使是高明的医生也要留心经脉。

和"决生死、处百病、调虚实"类似，十二经脉是：

"人之所以生，病之所以成，人之所以治，病之所以起。"黄帝岐伯说的经络，蕴含着古人看待身体的方式，解密身体的运转，脑中搭建的蓝图，最后又融合了物质的身体，既不是空洞的，却又不是有形之"器"。有点儿像地球的经线纬线，台风才有路径，雨注才有区域，看似无形，却有迹可循。

《内经》伴读

《素问·五藏生成》："故心欲苦，肺欲辛，肝欲酸，脾欲甘，肾欲咸，此五味之所合也。"

心喜苦味，肺喜辛味，肝喜酸味，脾喜甘味，肾喜咸味。这就是五味和五脏的对应关系。

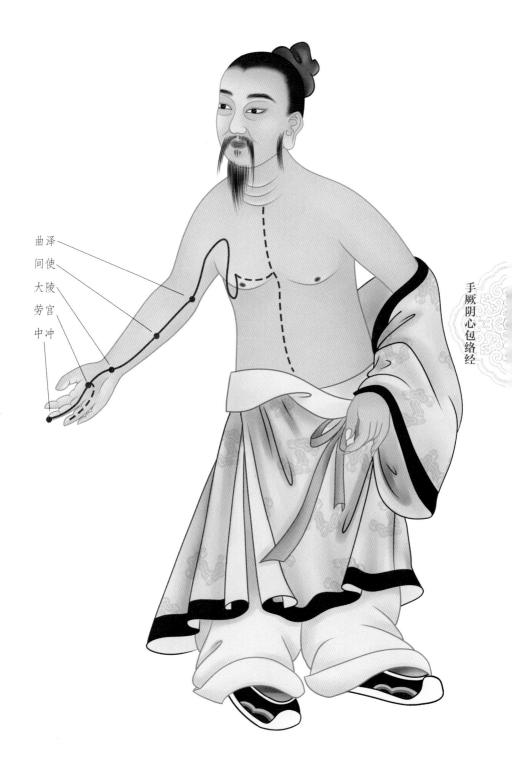

曲泽
间使
大陵
劳宫
中冲

手厥阴心包络经

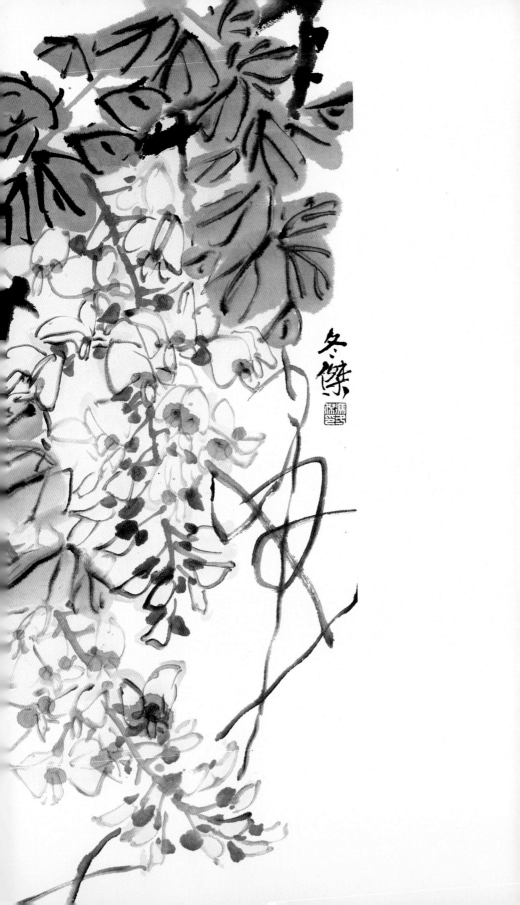

手少阳三焦经

咏蝶

［明］李梴

关冲桃李掖门栽，
中渚阳池次第开。
花落支沟香满涧，
一天井字蝶飞来。

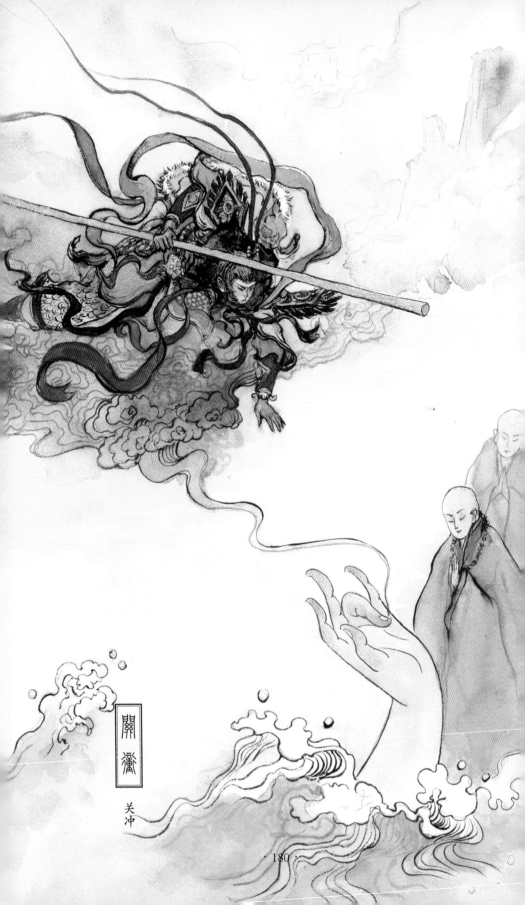

關衝

关冲

题画小诗

三界逡巡难自分，
持名向宇频呼神。
关山海月掌中界，
千里闻声任显身。

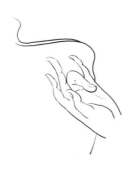

· 181 ·

画中故事

经气所出，象示水的源头，称为"井"。关冲为三焦经井穴，属金。

画中唐僧师徒四人西天取经，路过车迟国，孙悟空看到一群和尚被妖怪道士欺负，好大圣，把毫毛拔了一把，嚼得粉碎，每一个和尚与他一截，教他们："捻在无名指甲里，捻着拳头，只情走路。无人敢拿你便罢；若有人拿你，攒紧了拳头，叫一声'齐天大圣'，我就来护你。"

众僧道："爷爷，倘若去得远了，看不见你，叫你不应，怎么是好？"

行者道："你只管放心，就是万里之遥，可保全无事。"

无论孙悟空在三界哪里，只要一声呼喊，大圣就能及时赶到，像不像神气在三焦这广大的空间瞬间移动呢？画面正是定格了这样的时刻，金箍棒带着肃杀之气，象征了穴位属金。

少商、关冲二穴善清肺热，小儿推拿时也可用无名指推，有同样功效。

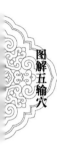

穴名小解

无名指不能单独翘起伸直，必带动其他手指才行，即弯曲之指，又称环指，"关"通"弯"。又一说此处与外关穴相通。

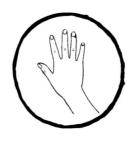

无名指指甲角侧。

《针灸大成》："手小指次指外侧，去爪甲角如韭叶。手少阳三焦脉所出为井金。《铜人》针一分，留三呼，灸一壮。《素注》灸三壮。

"主喉痹喉闭，舌卷口干，头痛，霍乱，胸中气噎，不嗜食，臂肘痛不可举，目生翳（读如'意'，意为眼球上生的障蔽视线的白膜）膜，视物不明。"

中医典故

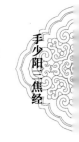

心包络经与三焦经互为表里：手厥阴心包经相火，手少阳三焦经相火。

心包为络经阴脏，三焦经为阳腑。同秉大气中相火而生。相火有燃烧作用。心包络经相火的燃烧作用，由上而下，三焦经相火的燃烧作用自下而上，以成一圆运动。手者，心包络经自胸走手，络三焦，主降。三焦经自手走头，络心包，主升。厥阴少阳者，厥阴风木少阳相火。三焦经秉阳性相火之气，心包经秉阴性之气，兼并阴木之气。

三焦是通行阳气、水气的脏腑，元气也要靠它输送。古人说头脑是精明之府，膀胱为净府，胸是气府，三焦因其宽广浩荡，称之为"孤府"。《华氏中藏经》认为三焦"总领五脏六腑，营卫经络，内外左右上下之气也，三焦通，则内外左右上下皆通也，其于周身灌体，和内调外，荣左养右，导上宣下，莫大于此者也"。

这样广大的世界，一通百通，一呼百应，哪个脏腑不舒服，都可以用三焦来调节；正像三界之中的孙行者，看似不在眼前，却时刻在"云端"与你连接。

三焦就像三层脏腑的空间，并不是一个独立的器官，并没有如桃子一般的心形、布袋一样胃形，却分五脏六腑为三组。

明末医家喻嘉言说"所谓形者，非谓脏腑外别生一物，不过指其所而为形耳"，它的所在即是它的形。

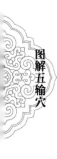

清朝四川医家唐容川说其有形，在《血证论》中具体来说三焦"即人身上下内外相联之油膜"；明朝医家虞抟在《医学正传》中说三焦："其体有脂膜，在腔子之内，包罗乎六脏五腑之外也。"元气的推送就是靠这层层油膜，"随波荡漾"传递的。

明朝医家李梴在《医学入门》中说："观三焦妙用，而后知脏腑异而同，同而异，分之则为十二，合之则为三焦。"很有禅味。

《内经》伴读

《灵枢·经水》："手少阳外合于漯水，内属于三焦。"

焦经外合于漯水，内联属三焦。有学者说漯水应为今永定河。又作漯川解，为古代黄河下游主要支津之一。

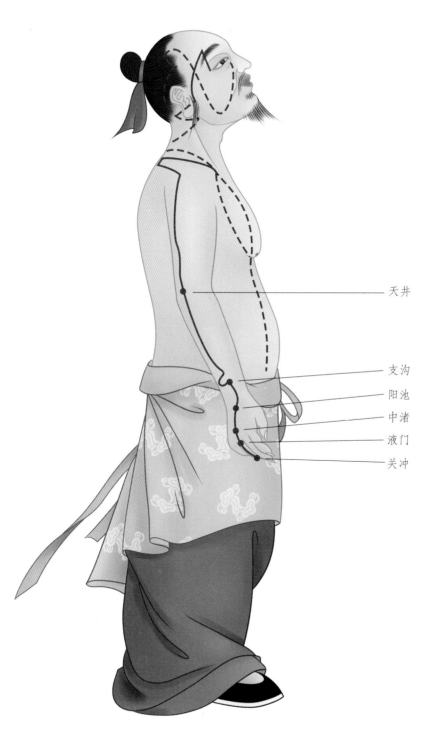

天井

支沟

阳池

中渚

液门

关冲

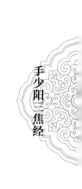

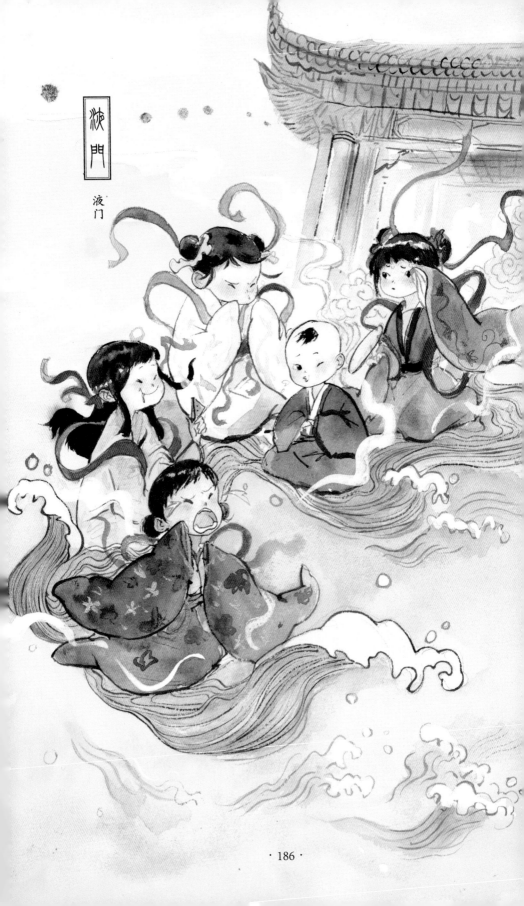

湫門
液门

题画小诗

降气垂流天际生，
虚无具象凝华精。
分波五道凭需索，
雨润人天各从心。

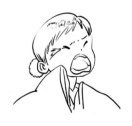

画中故事

经气所溜，象示刚出的泉水微流，称为"荥"。液门为三焦经荥穴，属水。

"三焦"像个巨人，管理着全身的水。在手背第四、五指指缝间，还能摸到水的"大门"，这里叫作"液门"。液，指津液。身体里的汗、尿、唾液等出了问题，这里能治症生津。它也曾写作"腋门"，通"掖"，指擅治腋下、臂臑处的病症。

液是水之一种，关于液，黄帝曾问过岐伯水是如何在腹中运行的。岐伯回答："水谷皆入于口，其味有五，各注其海。津液各走其道，故三焦出气，以温肌肉，充皮肤，为其津，其流而不行者为液。"

食物都由口进入身体，饮食中有酸、苦、甘、辛、咸五味，分别注入相应的脏器及人体四海。饮食所化生的津液分别沿着一定的道路输布。由三焦布散的能够温润肌肉、充养皮肤的，称"津"；流注到脏腑、官窍补益脑髓而不布散的，称"液"。

你看，一片云雾中，五个顽童，从城门中鱼贯而出，形态各异，或涕泪横流或痰声漉漉。中医说人体内有五液对应五脏：心为汗、肺为涕、肝为泪、脾为涎、肾为唾。此门正是五液出入之门。你能找出这些对应吗？

液门属水，性为寒，能调节胸腹腔空间的温度。三焦又是通调水道的脏腑，脏腑抵御外敌时，经络、三焦都是通信、互助的要道空间，一荣俱荣，一损俱损。发热其实

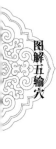

是正气和邪气之争，都能用三焦来调理，液门穴是很重要的开关。

穴名小解

三焦通水道、存津液，凡水液病取之。又通腋，臂臑腋下病症也有关。

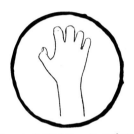

无名指、小指接缝处。按压有酸胀感。

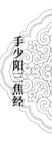

《针灸大成》："手小次指歧骨间陷中，握拳取之。手少阳三焦脉所溜为荥水。《素注》《铜人》针二分，留二呼，灸三壮。

"主惊悸妄言，咽外肿，寒厥，手臂痛不能自上下，痎（读如'皆'）疟（意为隔日发作的疟疾）寒热，目赤涩，头痛，暴得耳聋，齿龈痛。"

中医典故

《难经·三十一难》中问："三焦者，何禀何生？何始何终？其治常在何许？可晓以不？然：三焦者，水谷之道路，气之所终始也。上焦者，在心下，下膈，在胃上口，主内而不出，其治在膻中，玉堂下一寸六分，直两乳间陷者是。中焦者，在胃中脘，不上不下，主腐熟水谷。其治在脐傍。下焦者，当膀胱上口，主分别清浊，主出而不内，以传导也。其治在脐下一寸，故名曰三焦，其府在气街。

"三焦有上中下三层。上焦位置在心下，至横膈膜胃上口，主管水谷的纳入而不排出，其治在任脉的膻中穴；中焦在胃中脘至脐，主管腐熟水谷，其治在肚脐两旁足阳明胃经的天枢穴；下焦在脐下，至膀胱上口，主管分别清浊，专主排出而不纳入，故有传导水谷的功能，其治在肚脐下一寸，即任脉的阴交穴。

"中医用不同的水象来形容三焦，即"上焦如雾，中焦如沤，下焦如渎"。

上焦，藏心肺，清清爽爽、干干净净，像水蒸发到天上化为雾，薄而松软，还没有发怒变厚成云；中焦，藏脾胃，像酒窖菜市，食物沤渍、消化在此；下焦再分拣泌别胃传下来的水谷，通过小肠，残渣导入大肠，水液渗入膀胱，排出身外，肝肾用以封藏精血，所以说下焦，像排出废物的沟渠。

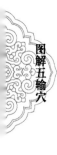

《内经》伴读

《素问·四气调神大论》："夫四时阴阳者，万物之根本也。所以圣人春夏养阳，秋冬养阴，以从其根。"

四时阴阳的变化是万物生命的根本，所以圣人在春夏季节保养阳气以应生长的需要，秋冬季节保养阴气以适应收藏的需要。

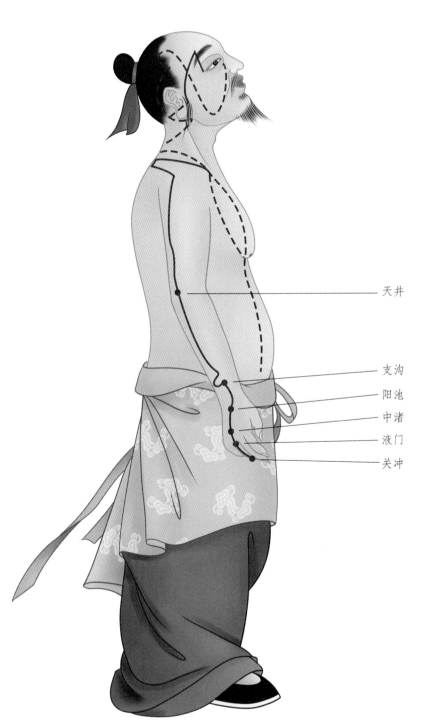

天井

支沟

阳池

中渚

液门

关冲

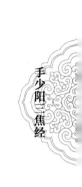

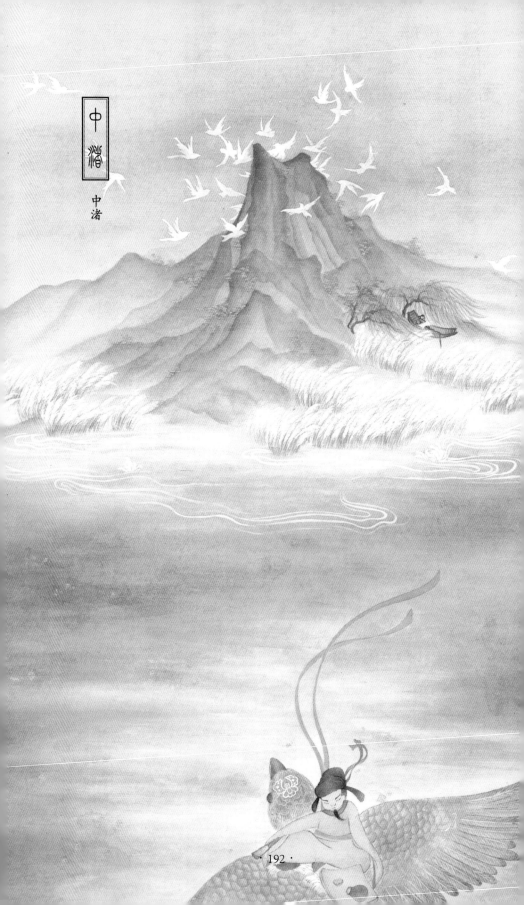

中潴
中渚

题画小诗

鸟集沙洲任天机，
宿醉无处遁形躯。
云水集散天地冷，
唯有中渚暖荻芦。

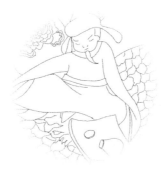

画中故事

经气所注，象示水流由浅入深，称为"输"。中渚为三焦经输穴，属木。

三焦水道似江，中渚穴居其中像一座小洲，故名。漯河水波浪泛泛，被小洲截住略作停留，小船也拴在了岸边的柳树上歇息。绿水环抱的白沙洲，芦苇丛微微飘荡；风吹得"无边落木萧萧下"，正如中渚木性能生风，主升主散，吹尽湿热，才能开窍聪耳；飞鸟在上空盘旋，象征气正聚集；情绪低落的诗人正乘坐神鸟飞往中渚岛，鸟背上一壶一盏，他借酒消愁，吟诗诵歌……古人心情不畅，可"脊间心后刺中渚"，来调理情志。刺此穴，还能将耗散的中气汇聚，所以《针灸聚英》中杂病歌里有一句"不省人事中渚穴"。

三焦是人身体元气的根本，"中"就像是说三焦的地位，居中央而达四方，故又能舒通筋节。

穴名小解

元气根本在三焦，根本为中。元气汇聚在江流中小洲之上。

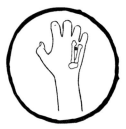

手背上第四、五指关节夹缝中，近骨节处凹窝即是。

《针灸大成》："手小指次指本节后陷中。在液门下一寸，手少阳三焦脉所注为俞木。三焦虚补之。《素注》针二分，留三呼。《铜人》灸三壮，针三分。《明堂》灸二壮。

"主热病汗不出，目眩头痛，耳聋目生翳（读如'意'，意为眼球上生的障蔽视线的白膜）膜，久疟，咽肿，肘臂痛，手五指不得屈伸。"

中医典故

有的医生说，凡成渚的地方，水流流速不快，容易淤塞。水道、谷道都属三焦管辖，三焦"通调水道"责任重大。

三焦中的每一"焦"都有各自的领地。《类经》说"上焦不治则水泛高原，中焦不治则水留中脘，下焦不治则水乱二便。

三焦气治，则脉络通而水道利，故曰"决渎之官"。水胀、水肿，凡是水停而不去，都可以配合后背上与三焦对应的俞穴一同掐按揉刺，激发三焦之魂。

《内经》伴读

《素问·四气调神大论》："逆之则灾害生，从之则苛疾不起，是谓得道。"

违逆了阴阳之道，往往会戕害生命，顺应四时之道就不会生病。

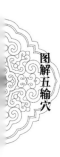

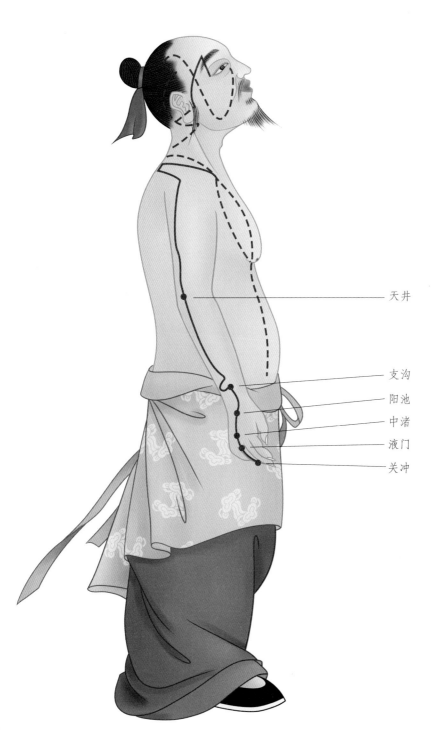

天井

支沟
阳池
中渚
液门
关冲

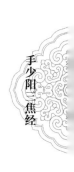

手少阳三焦经

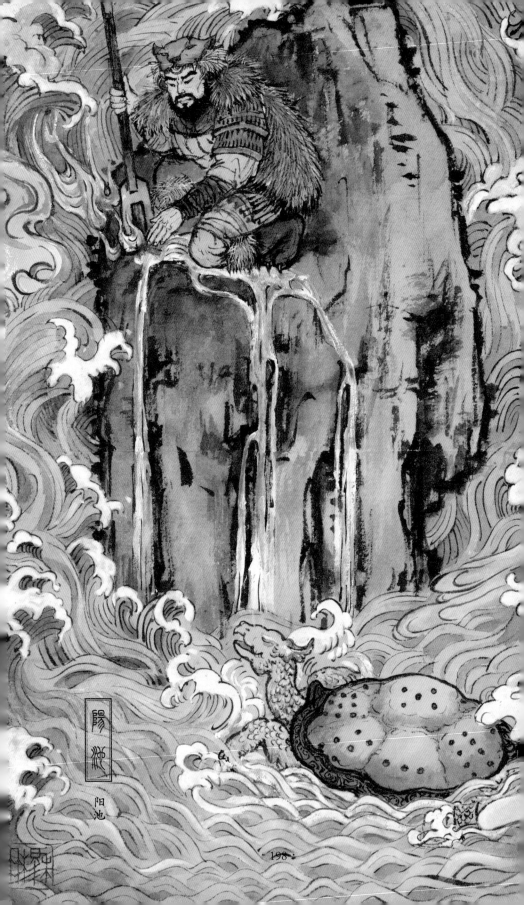

阳池

题画小诗

熊变摧山力非凡，
玄龟负书应天期。
洪波板荡漂人世，
决渎转枢圣者机。

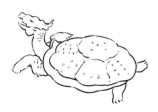

画中故事

阳池是本条经脉的原穴，原即本源、原气之意，是脏腑原气经过和留止的部位。十二经脉在四肢各有一原穴，又名"十二原"。《难经·六十六难》言："五脏六腑之有病者，取其原也。"

据《会元针灸学》记载，阳池穴"阳经之质化膏泽注腕骨"，滋养极了。

三焦腑的功能是什么呢？在十二脏腑组成的朝廷里，三焦掌管大大小小各类河流，是名副其实的"水利部长"，就像治水的大禹，疏通着全身的经络水道。

画面四周波浪滔天，一侧波浪上涌，一侧洪涛下落，正如气血的升降。水汽蒸腾中耸立着一座高山，远远看去，就像一只巨掌，手背正朝着我们。在手腕，也就是山顶那儿，探出一头力大无比的熊怪，正拨弄一团火。千万别吃惊，他可是大禹的化身。

《淮南子》载"禹治洪水，通轘辕山，化为熊"，他欲决开山峦，借火力气化，以开四渎。恍惚间，瀑布下的洛水，竟然出现了一只后背刻着奇怪符号的大龟。上面的布局，有实心点，有空心圈，四面八方数字各不相同，大禹能不能得到什么启示呢？

穴名小解

腕背为阳，凹窝如池。

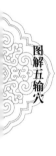

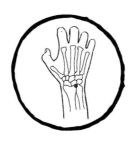

腕背横纹与四、五指骨间延伸线交点，凹窝之中，约腕横纹中点。

《针灸大成》："手表腕上陷中，从指本节直摸下至腕中心。手少阳三焦脉所过为原。三焦虚、实皆拔之。《素注》针二分，留六呼，灸三壮。《铜人》禁灸。《指微赋》云：'针透抵大陵穴，不可破皮，不可摇手，恐伤针转曲。'

"主消渴，口干烦闷，寒热疟，或因折伤手腕，捉物不得，肩臂痛不得举。"

中医典故

三焦，古时大夫比喻为水谷运转的通道，能载着肾所发的"元气"奔跑，为十二经脉送"气"。《针灸大成》中引徐氏子午流注之说，云："三焦乃阳气之父，包络乃阴血之母。"当气与水混沌未分，需借助三焦的火力，冲气以为和。

《易传·系辞》中说"河出图，洛出书，圣人则之"，河图洛书的两组符号一直在试图揭秘中华文化的起源。神龟负图而出，背甲上有九宫图，传说即为洛书。大禹治水，因此得到神启，疏导才有了方向。有一口诀可看出这龟甲上的点数："戴九履一，左三右七，二四为肩，六八为足，以五居中。"这与中医里的九宫八风等都有密切关联。

《内经》伴读

《素问·灵兰秘典论》："三焦者，决渎之官，水道出焉。"

三焦是负责疏浚水道的"决渎之官"，能够通行全身水道。

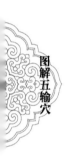

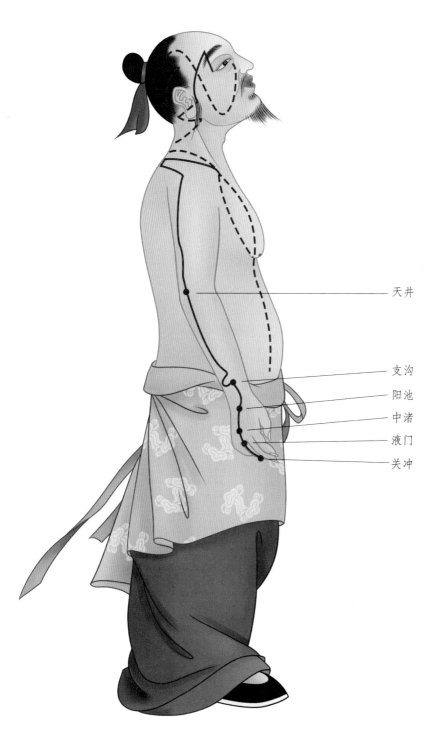

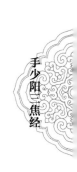

天井

支沟

阳池

中渚

液门

关冲

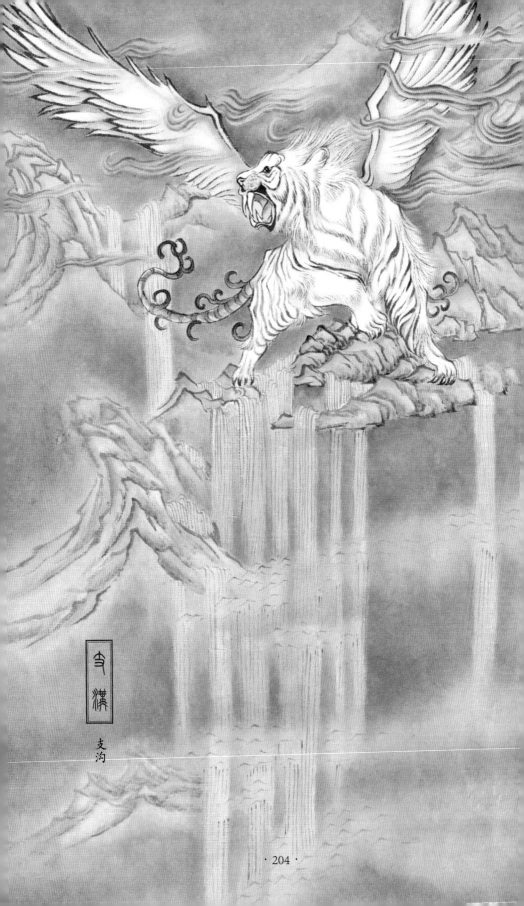

支沟

题画小诗

翼有双肋云自生，
百川越去水如梭。
纵横溪壑留踪处，
一啸万瀑共飞波。

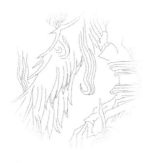

画中故事

经气所行，象示水在通畅的河道中流过，称为"经"。支沟为三焦经经穴，属火。

支沟穴，绰号"飞虎"，名从何来？

飞和虎都是一种距离，你把手尽量撑开，大拇指尖到中指指尖为一"虎"，保持这个手势，把中指向前跪屈，食指向前迈进一步，中指尖至食指尖，就叫"一飞"。

从中指指尖到支沟的距离，刚好是"一飞"加"一虎"，所以得名。

又因古时候穿地为沟，其支脉直透于手厥阴心包经之间使穴，在手臂内侧两筋间，支沟处脉之所行，犹如水之注于沟中，故名。

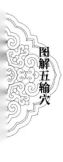

你看肋生双翼的飞虎蓄力一跃，蹬裂山石，瀑布涌出，所过之处，波浪滔天。寓意支沟穴布达三焦，其通润在肺——水之上源；助脾运转——水之运化；传热于肾——水之气化。善通调胁肋之下水湿拥堵。

山形绵延如肠腑，燥热难当，需取水通润，则秘结散开。邪热的火气，肃降而去。

穴名小解

支臂取穴，骨间缝隙如沟。支通肢。张手量物，大指尖到中指尖为一虎口。中指尖不动，中指向前屈跪，食指尖迈进一步，中指尖到食指尖为一飞。

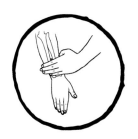

腕背横纹中点直上四横指，两骨缝隙中。

《针灸大成》："一名飞虎。腕后臂外三寸，两骨间陷中。手少阳脉所行为经火。《铜人》针二分，灸二七壮。《明堂》灸五壮。《素注》针二分，留七呼，灸三壮。

"主热病汗不出，肩臂痠（读如'酸'，同'酸'）重，胁腋痛，四肢不举，霍乱呕吐，口噤不开，暴喑（读如'音'，意为嗓子哑，不能出声）不能言，心闷不已，卒心痛，鬼击，伤寒结胸，瘑（读如'郭'）疮疥癣，妇人妊脉（即任脉）不通，产后血晕，不省人事。"

注：鬼击，病因不明，忽如刀刃刺击，或如杖打，胸腹间痛拒按，甚则吐衄（nǜ，意为鼻孔出血，也泛指五官和肌肤等出血）下血，小便不通。

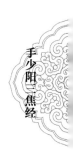

手少阳三焦经

中医典故

支沟善治便秘。这是蜀中医家杨介宾的医案。一位四十岁的患者便秘两个月，初因饮食不当导致严重腹泻，此后肠道中水液枯竭，食物残渣像干裂河床里的烂木头，再也飘不出去，每次上厕所，拉的粪便像羊粪，"气滞肠燥又津枯"。

杨介宾选胃经天枢、膀胱经大肠俞来通调腑气；再选脚腕上肾经照海来滋阴润燥；再选小臂上的支沟，让它运转全身的水气。针灸了一次，就有了便意，四次即痊愈。像不像春水萌萌，增水行舟呢？

关于水流，古人分辨极细：山洼流水的地方是溪，穴位有天溪、阳溪、后溪、侠溪、解溪、太溪；水停留止步的地方是池，穴位有风池、阳池、曲池、天池；百川归隐的是海，穴位有气海、血海、少海、小海、照海；浅浅的水洼，且润泽水草的"水之钟聚"处为泽，穴位有曲泽、尺泽、少泽；水一点点涌出来的是泉，穴位有廉泉、涌泉、水泉、极泉、天泉、曲泉、阳陵泉、阴陵泉；深深回旋的水是渊，穴位有太渊、清冷渊、渊腋；大江大川是渎，即"独"行之大水，混"浊"之水，穴位有中渎、四渎；水所居为渠，穴位有经渠；田间纵横交错之水为沟，穴位有水沟、支沟、蠡沟；水中小洲为渚，穴位有中渚；深深的山坳里有水，"穴地出水"是井，穴位有天井、肩井。

《内经》伴读

《素问·异法方宜论》："医之治病也，一病而治各不同，皆愈何也？地势使然也。"

医生治病，同样的病用不同的治疗办法，往往都能痊愈，什么道理呢？答曰：地理地势的原因。

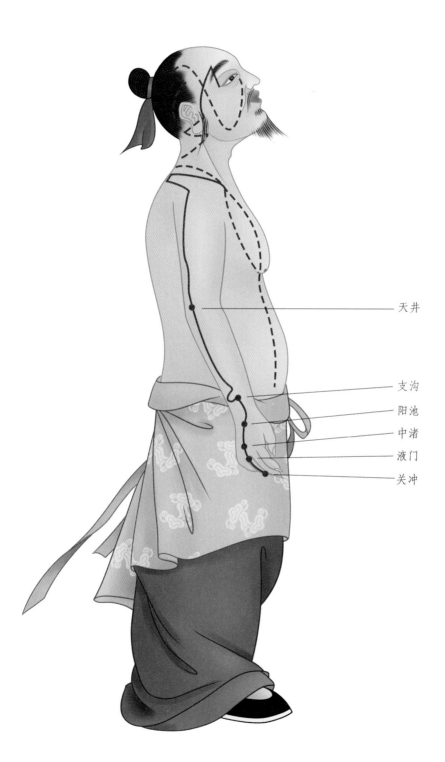

天井

支沟

阳池

中渚

液门

关冲

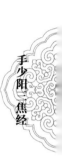

手少阳三焦经

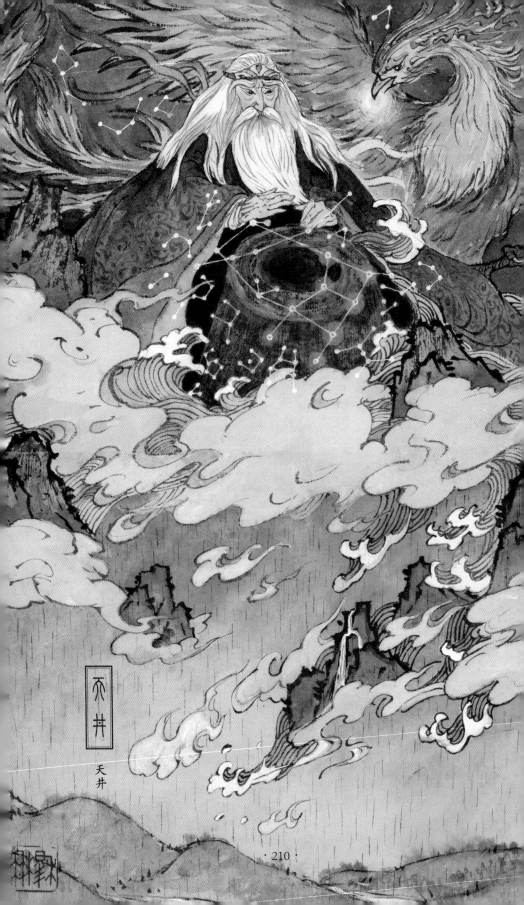

天井

题画小诗

微尘世界微尘星，
河沙宇宙一掌中。
水落重天井中看，
鸟兽各自浴清泓。

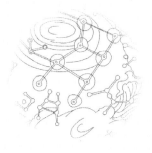

画中故事

经气充盛，由此深入，汇合于脏腑，象示百川汇合入海，称为"合"。天井为三焦经合穴，属土。

夜空中闪烁的星星，其中一组四四方方，由八颗星围成一个"井"字，正是井宿。

玄鸟飞在空中，好似帮神仙伯益衔来星斗，他正在将星辰排序，铸造天井呢！这"井水"只需几桶，落到人间就沛然如雨。

所谓"天一生水"，万物生化正待此清凉。伯益"穷地取水"，类似今时打井，保留取水口，再用木料、青石围栏，这就是"伯益作井"的传说。他还是羽族后裔，能听懂鸟兽之语，曾掌管山泽、繁育鸟兽，做过大禹的"环保部长"。曾有一口"禹井"，井边的农田，就是伯益族的鸟儿们耕种的。

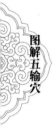

井宿是南方七宿之首，刚好组成了朱雀的头，藏在双子座中。

《史记·天官书》里说："南宫朱鸟权衡，东井为水事。"《博雅》说："东井谓之鹑首。"《晋书·天文志》载："南方东井八星，天之南门。"

你看，井宿离不开水，又是朱雀的头，与南方火热相关，像极了三焦的功能。

"天井"穴位很深，古有"天井透肩贞"的说法，就像到天河提水，能解热烦，它是三焦子穴。取天井向手腕方向刺，又能促发汗，如天之降雨。

穴名小解

针尖朝上刺，如从天取水，清冽洁净，穴深如井，边高中凹。

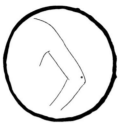

肘尖上拇指一横指，鹰嘴窝中。

《针灸大成》："肘外大骨后，肘上一寸，辅骨上两筋叉骨罅中，屈肘拱胸取之。甄权云：'曲肘后一寸，叉手按膝头取之。'手少阳三焦脉所入为合土。三焦实泻之。《素注》针一寸，留七呼。《铜人》灸三壮。《明堂》灸五壮，针二分。

"主心胸痛，咳嗽上气，短气不得语，唾脓，不嗜食，寒热凄凄不得卧，惊悸，瘛疭（读如'赤纵'，意为惊风，痫病，亦泛指手足痉挛），癫疾，五痫，风痹，耳聋嗌（读如'益'，意为咽喉）肿，喉痹汗出，目锐眦痛，颊肿痛，耳后，臑臂肘痛，捉物不得，嗜卧，扑伤腰髋疼，振寒颈项痛，大风默默不知所痛，悲伤不乐，脚气上攻。"

中医典故

戴圣编纂的《礼记》，这里面描画的"井"可相当实用，比如讲孟春，太阳运行在营室；黄昏时，参星位于南天正中；

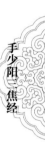

拂晓时，尾星位于南天正中。春季吉日是甲乙，五行属木。尊木德之王太眸为帝，敬木官句芒为神。鳞虫繁盛。声配角音，律为太簇。吉数为八。其味是酸，其臭是擅。本月要祭祀户神，祭品中以脾脏为尊。春风起，冰解冻，蛰伏土中的万物开始苏醒。鱼儿游至冰层下。水獭将捕到的鱼陈放在岸边排列，像祭祀一般。鸿雁北归。这个月，天子居东向明堂的左室，乘坐饰有"青凤"响铃的车子，驾青色高马，插青龙旗，穿青衣，佩青玉，吃麦与羊，使用的器物纹理粗疏而通达。你看，古人的生活，要看万象万物而动，以自然为本。

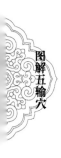

皇帝居住的明堂为"井"形，其中有太庙大堂，八角有八处卧室。从大溪文化、大汶口文化、良渚文化，到小河沿文化、马家窑文化，从玉版、陶罐再到秦始皇兵马俑的铠甲……距离现在七千年到四千年的时间里，这个"井"字形在历史文化的长河中反复出现，从未远离。

《内经》伴读

《素问·异法方宜论》："故圣人杂合以治，各得其所宜。"

高明的医家会综合多种方法来治病，随机应变，灵活运用。

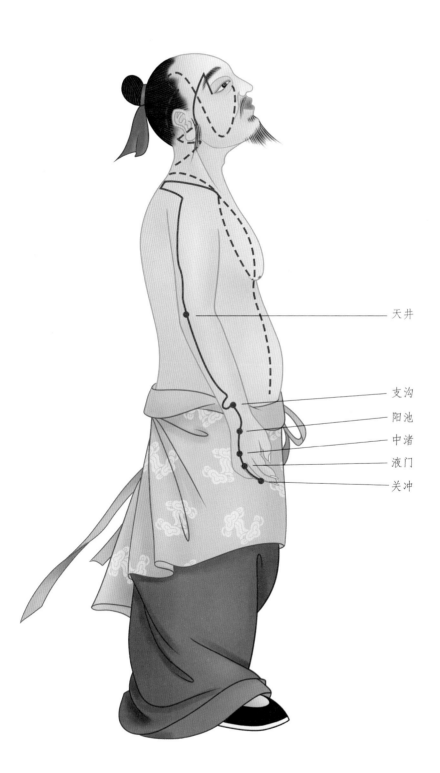

天井

支沟

阳池

中渚

液门

关冲

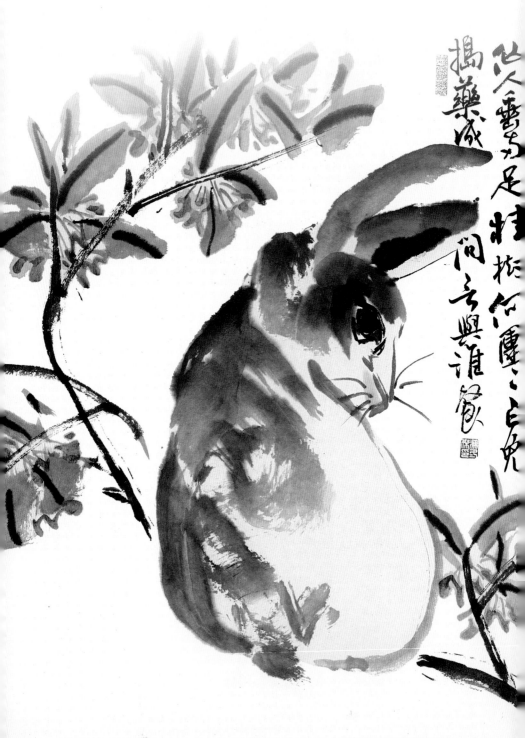

足太阴脾经

野 寺

[明] 李梴

隐白云中一老僧，
大都离俗少人憎。
几回太白商丘过，
汲取阴陵泉几升。

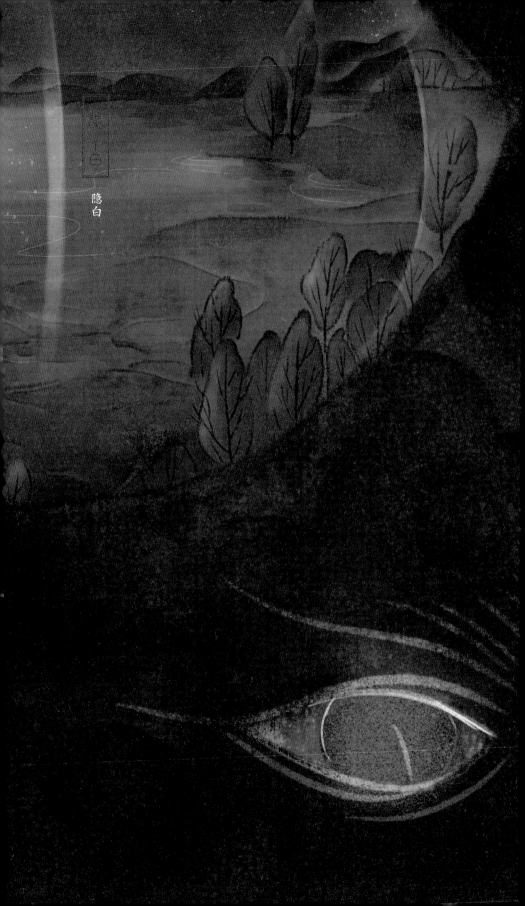

隐白

题画小诗

晨昏破晓，白气隐于天际；
森然林薮，正是井穴木性。
十目所视，穴名又称鬼眼；
分别睹物，以此善治厥病。

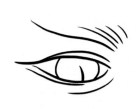

画中故事

经气所出，象示水的源头，称为"井"。隐白为脾经井穴，属木。

画面中央，缘何有一只大大的眼睛呢？

这个穴位叫"隐白"，它还有个别名叫"鬼眼"，可不止一只，周围还簇拥着很多只眼睛。

隐白穴善治精神失常，所以得此别名，原来脚趾头尖儿也能镇静安神呢。

中间这大眼睛里，好像有一轮太阳要升起来，隐隐地透着白光，在黝黑寂静的森林里，传来生灵们窸窸窣窣早起的声音，一双双眼睛逐一开启，好像点缀在黎明前黑暗的夜空里。

隐就是隐藏，白是指五行中的金气。脾经属土，土能生金，肺经就对应白色，所以称作"隐白"，隐隐露出一点白色。

人体中足太阴脾经从足走到胸口，手太阴肺经从胸口走到手，脾经和肺经在胸口相接，同名太阴，脚趾尖儿就是太阴经气的起点。

大眼睛中的森林象征穴位属木，正是金气萌发的状态。就像能把那些看不见的邪气都赶出身外！

穴名小解

土能生金，色为白，隐伏在土气中。

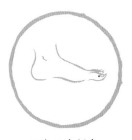

足大趾内侧角。

《针灸大成》："足大趾端内侧，去爪甲角如韭叶。脾脉所出为井木。《素注》针一分，留三呼。《铜人》针三分，灸三壮。

"主腹胀，喘满不得安卧，呕吐食不下，胸中热，暴泄，衄（nǜ，意为鼻孔出血，也泛指五官和肌肤等出血）血，尸厥不识人，足寒不能温，妇人月事过时不止，小儿客忤，慢惊风。"

注：慢惊风，来势缓慢的惊风类型，面白，倦睡，缓慢抽搐、时作时止，腹部凹陷，以及呼吸微缓等。

中医典故

古人的针灸最能调神。拿起手中的银针，对着病人说我要深刺了，病人的精神一定会集中，那邪气就开始散乱了，最后循着腠理毛孔散发出去。《素问·调经论》说："按摩勿释，出针视之曰，我将深之，适人必革，精气自伏，邪气散乱，无所休息，气泄腠理，真气乃相得。"《灵枢·本神》亦说："凡刺之法，必先本于神。"

经络循行是有方向的，"手三阴经，从胸走手，手三阳经，从手走头；足三阳经，从头走足，足三阴经，从足走腹"。也可以这样记：两手上举，这时候所有的阳经都向下，所有的阴经都向上，记住"阴升阳降"四个字就够了。

《内经》伴读

《灵枢·经水》："足太阴外合于湖水，内属于脾。"

脾经内联属于脾脏，外合于湖水。据考湖水即今天河南灵宝西阳平河。

图解五输穴

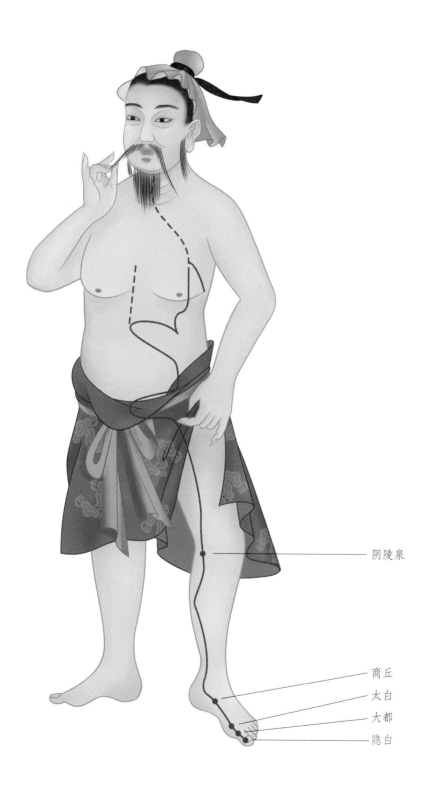

阴陵泉

商丘
太白
大都
隐白

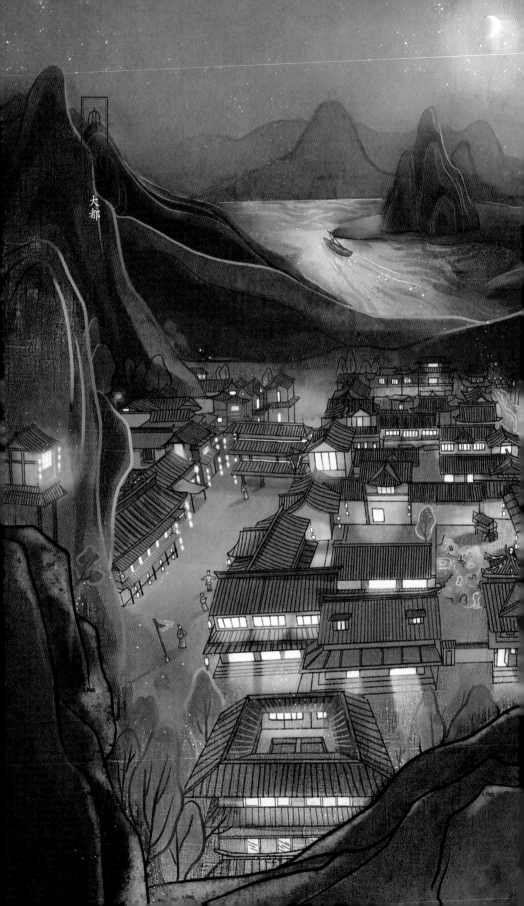

大都

题画小诗

夜掩郭城，以象阴寒所汇；

远山冷潭，正是水湿困脾。

火光烛暗，本穴能暖凛冰；

会而成城，正是诸症所集。

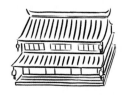

225

画中故事

经气所溜，象示刚出的泉水微流，称为“荥”。大都为脾经荥穴，属火。

走出森林，旅行一整天，返回城郭，这座不夜城是哪里呢?

它就是脚趾头上的“大都”城。大山脚下，鳞次栉比排列着好多院落，王公贵戚、平民之居，家家户户都点亮灯笼，一片暖融融的景象，这个穴位属火，画面中以莹莹火光呼应。

远处的寒潭，寂然一片，不知那小船要开向何方。《广雅》中记载“都，池也”，《风俗通》说：“湖，都也，流渎四面所隈都也。”都在讲述都，也是水聚集之处。

寒潭，象征着水湿困脾。月色下，清清凉凉，古人常用荥穴来降温，特别是脾胃湿热引起的高热，中医称为“荥主身热”，指的是荥穴有治疗热证之功。

街市里的灯火，驱散了黑暗，更赶走了潮湿，大都穴就有此功能。暑期潮湿闷热，大自然的小虫最多，但一撮篝火就能温暖你，保护你。《素问·至真要大论》讲述了中医治疗的些许原则，如“寒者热之，热者寒之，温者清之，清者温之”等。

穴名小解

大趾侧高大骨节前，土气丰盈如都城，湿邪诸病也汇聚。

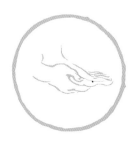

足大趾与足掌结合的关节前下方，掌背交界处有一凹窝即是。

《针灸大成》："足大趾本节后，内侧陷中，骨缝赤白肉际。脾脉所溜为荥火。脾虚补之。《铜人》针三分，灸三壮。

"主热病汗不出，不得卧，身重骨疼，伤寒手足逆冷，腹满善呕，烦热闷乱，吐逆目眩，腰痛不可俯仰，绕踝风，胃心痛，腹胀胸满，心蛔痛，小儿客忤。"

注：绕踝风，踝关节周围肿胀，时发时止。

中医典故

《周礼·地官》云："四县为都。"脾主四肢，又是天上四象之母，所以称都。"大"作开始解，"都"又有兴盛之意，穴位位置皮肉丰盛，因名"大都"。

《素问·玉机真藏论》就记载说："帝曰：四时之序，逆从之变异也，然脾脉独何主。岐伯曰：脾脉者土也，孤脏，以灌四傍者也。帝曰：然而脾善恶可得见之乎？岐伯曰：善者不可得见，恶者可见。"

"黄帝"之"黄"就取了其"土德"的颜色，有居中灌溉四傍的德行，万物之美看不出一丝土气却因之土，这

足太阴脾经

称作看不见的善；洪水滔天，这是土之失，显而易见，需要奋力补救，力挽狂澜。属土的脾经有援助四方之善。

《内经》伴读

《素问·金匮真言论》："中央黄色，入通于脾，开窍于口，藏精于脾，故病在舌本。"

中央方位对应黄色，通脾，开窍在口，精华藏在脾脏，发病多在舌根。

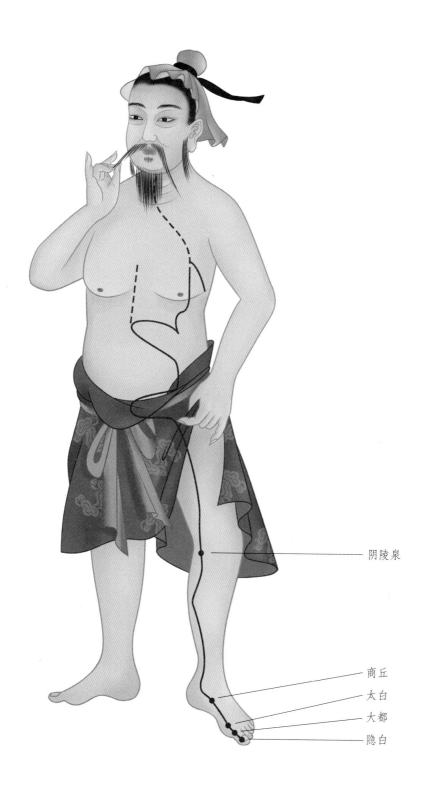

阴陵泉

商丘

太白

大都

隐白

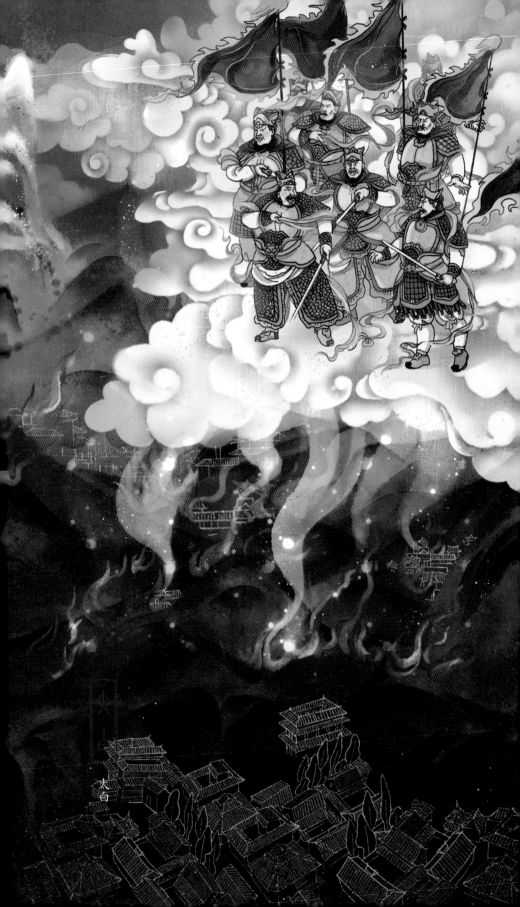

题画小诗

人间火起，以象脾土混乱；
太白之山，以象人间肃降。
长庚之星，携兵速理其疾；
五星相应，即是五行之精。

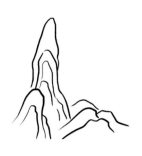

· 231 ·

画中故事

经气所注，象示水流由浅入深，称为"输"。太白为脾经输穴，属土。太白还是本条脾经经脉的原穴，原即本源、原气之意，是脏腑原气经过和留止的部位。十二经脉在四肢各有一原穴，又名"十二原"。

云彩中的天兵天将来干嘛呢？下方都城，一片火海。还能挽救吗？受太白金星之命，下凡的神将们急匆匆地腾云而来，他们背插旌旗，手持宝剑，时而凝望火势，时而商议对策。这一片狼藉，其实是象征脾胃失调、脏腑暴乱、身体沉重、骨头痛的症状。金星又名太白，星宿有肃清朝野，梳理混乱兵象之能。

画的左侧远方是不是还耸立着一座终年积雪的高山啊？在大脚趾内侧也有这样一块高骨，太白穴即在此。太白山是陕西秦岭山脉中的最高峰，终南山的最西端，古时候终南山也称太白。

隐白之白朦朦胧胧，这里已经显如星宿。你看，这脚趾头上的太白穴既有巍峨大山的含义，也有耀眼金星的指代，星空山岳，在夜晚窃窃私语，无怪乎古人说"五星乃五行之精"。

穴名小解

足趾高处，大而色白。金星别名，取其兵象，喻能平身体内乱。山名又指终南山。

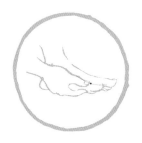

足大趾与足掌结合的关节后下方，掌背交界处有一凹窝即是。

《针灸大成》："足大趾内侧，内踝前核骨下陷中。脾脉所注为俞土。《铜人》针三分，灸三壮。

"主身热烦满，腹胀食不化，呕吐，泄泻脓血，腰痛大便难，气逆，霍乱，腹中切痛，肠鸣，膝股胻(读如'横'，意为小腿)酸转筋，身重骨痛，胃心痛，腹胀胸满，心痛脉缓。"

中医典故

《素问·五运行大论》说："天地之动静，神明为之纪；阴阳之升降，寒暑彰其兆。"天地物候有些小变化，人的神明会感知到；阴阳升降此消彼长，自然界就有了寒暑交替。我们就用这样的思维与图景来展现肚腹里的故事。

原穴是三焦经布散元气的所在，太白是脾经之原。这些重中之重的穴位，《黄帝内经》中曾一一罗列。《灵枢·九针十二原》说："五脏有六腑，六腑有十二原，十二原出于四关，四关主治五脏。五脏有疾，当取之十二原。十二原者，五脏之所以禀三百六十五节气味也。五脏有疾也，应出十二原。十二原各有所出。明知其原，睹其应，而知五脏之害矣。"

两肘两膝，被称为"四关"。《类经》说："周身骨节之大关也。故凡井、荥、俞、原、经、合穴，皆手不过肘，脚不过膝，而此十二原者，故可以治五脏之疾。"

五脏的气，向着六腑辐射；六腑的气，向着十二个原点辐射，由内到外，由里达表。五脏又禀受水谷，把气味输布到三百六十五"节"中，渗灌到皮肤肌肉里，四个大"节"是重要的交通枢纽，也是十二原穴的支撑点，所以原穴能反映五脏的病变，能治脏腑之疾。

《内经》伴读

《素问·灵兰秘典论》："脾胃者，仓廪之官，五味出焉。"

脾胃受纳水谷，好像仓库；五味的阴阳靠它们的作用而得以消化、吸收和运输。

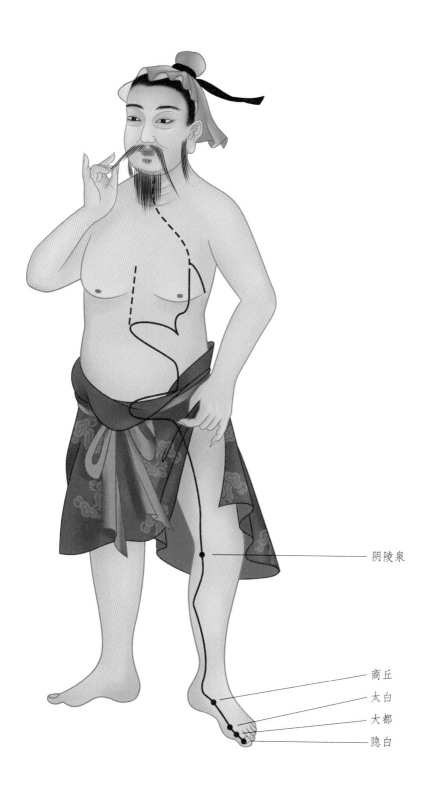

阴陵泉

商丘
太白
大都
隐白

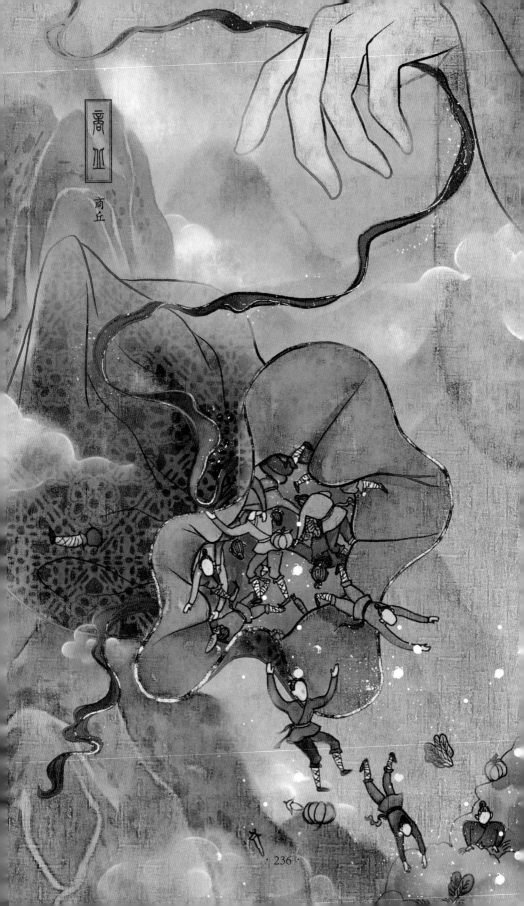

题画小诗

人种袋子，以象脾胃胀满；
舒结放散，此穴能解脾约。
一倾而出，常以泻法处之；
倚靠金丘，正在内踝之旁。

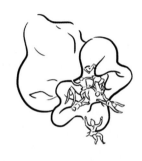

画中故事

经气所行，象示水在通畅的河道中流过，称为"经"。商丘为脾经经穴，属金。

山上滚下来一只大口袋，里面传来一阵聒噪："别挤我！别推我！哎呀！"

"不是不是，我们是被困在一个大口袋里了，"连菜园子里的南瓜、青菜们也不例外，在大声喊着"我们要出去，我们要出去！"

天空里伸出一只大手，扯开了扎紧口袋的绳子，我们这群小人和瓜果连滚带爬地涌出来……

这个故事，取材于《西游记》，弥勒佛的搭包儿是他的后天袋子，俗名唤做人种袋。和脾胃为人后天之本的说法不谋而合。

书中描写："老妖魔公然不惧，一只手去腰间解下一条旧白布搭包儿，往上一抛，滑的一声响亮，把孙大圣、二十八宿与五方揭谛，一搭包儿通装将去。"脾容纳水谷、运化营养和这人种袋颇有几分相似。

商丘穴位于足内踝前下方，一提到商字，你有没有想起少商呢？

商总是和萧瑟的秋天、寒光闪闪的兵刃关联，它五行属金，所以穴名带"商"字。又因其位置靠近内踝骨，所以称"丘"，你看袋子后面就矗立着一座高山，正呼应"丘"名。肚子里胀满不舒，可以针灸这里，如闻辛香之味，帮助醒脾运化。

穴名小解

五输穴之经穴，属金。踝突如丘，聚集商金之气。隐白生发，太白高涨，商丘收敛。另外，商丘也是一复姓，或许此穴与"商丘"家族擅长用此穴治疗有关。

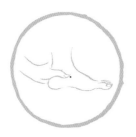

内踝前下方凹窝中。

《针灸大成》："足内踝骨下微前陷中，前有中封，后有照海，其穴居中。脾脉所行为经金，脾实泻之。《铜人》灸三壮，针三分。

"主腹胀，肠中鸣，不便，脾虚令人不乐，身寒善太息，心悲，骨痹，气逆，痔疾，骨疽（读如'居'，意为局部皮肤肿胀坚硬而皮色不变的毒疮）蚀，魇梦，痫瘛（读如'赤'，意为痉挛，抽风），寒热好呕，阴股内痛。气壅，狐疝走上下，引小腹痛、不可俯仰、脾积痞气，黄疸，舌本强痛，腹胀，寒疟，瘕瘕（读如'假'，意为妇女肚子里结块的病），泄水，面黄，善思善味，食不消，体重节痛，怠惰嗜卧，妇人绝子，小儿慢风。"

注：骨痹，骨重不可举，骨髓酸痛。骨疽，初起寒热往来，病处漫肿，皮色不变，继而筋骨痛，屈伸困难，久则郁而化热成脓，溃后稀脓不敛，并形成窦道或有死骨脱出。脾积，脉浮大而长，心下累累如桃李起，腹满，呕泄肠

鸣，四肢重，足胫肿等。痞气，多由脾虚气郁而致痞塞不通，留滞积结等。

中医典故

中医针灸最重要的原则是"有余者泻之，不足者补之"。脾经属土，五行中土能生金，"商丘"属金，为脾经之子。"实则泻其子"，脾胃胀满可用此穴。这些瘀积的热毒被针灸赶跑，肚腹就不会憋闷，也长舒一口气。

脾胃虚弱我们经常遇到，脾胃偏盛是什么样子呢？

《素问·玉机真藏论》就记载："帝曰：夫子言脾为孤脏，中央土以灌四傍，其太过与不及，其病皆何如？岐伯曰：太过则令人四支不举，其不及则令人九窍不通，名曰重强。"

脾"气"太过了，会使人四肢不能举动；不及时，手腕上的脉象好像鸟的尖嘴，短又锐利，人的孔窍也闭塞不通。

《内经》伴读

《素问·六节藏象论》："脾、胃、大肠、小肠、三焦、膀胱者，仓廪之本，营之居也。"

脾等是水谷所藏的根本，是营气所生的地方。

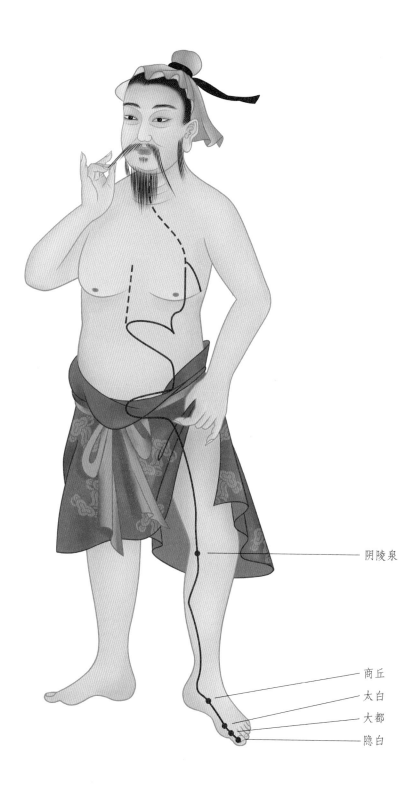

阴陵泉

商丘

太白

大都

隐白

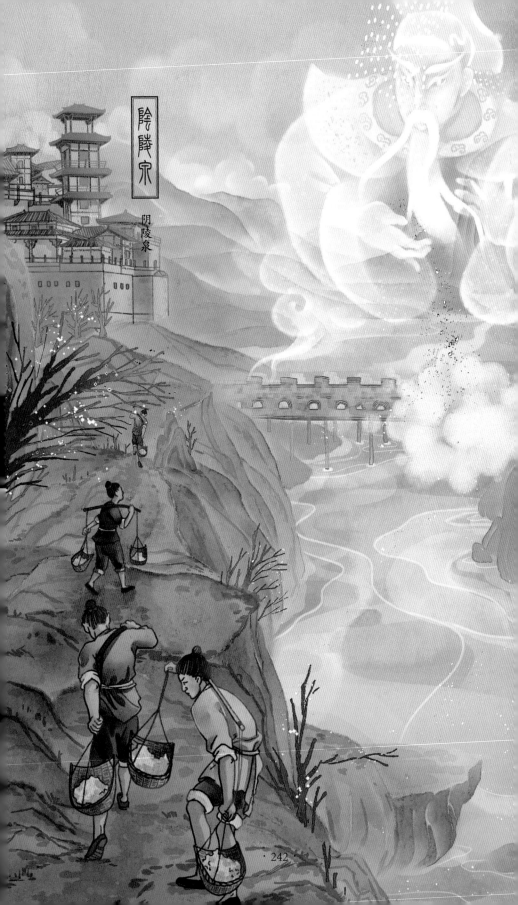

阴陵泉

陰陵泉

题画小诗

库泽恢宏，以象泉势之大；
皇陵之侧，以象阴陵之名。
天赐息壤，以应补之扶土；
百夫施工，以象泻之利水。

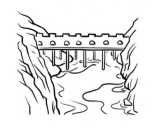

画中故事

经气充盛，由此深入，汇合于脏腑，象示百川汇合入海，称为"合"。阴陵泉为脾经合穴，属水。

你看这浑浊的河水滚滚而来，天上的白影是谁？又洒着什么宝贝呢？

中国的神话里，有一种可以自己生长的神土叫作"息壤"，它可是治洪水的珍宝，大禹的父亲鲧就曾偷偷取来堵水，《山海经》郭璞注曰："息壤者，言土自长息无限，故可以塞洪水也。"

那么多农夫吃力挑着土在干嘛呢？他们正在修建帝陵的水利系统，预防洪灾。取帝陵巍峨形象来呼应穴名中的"陵"字。天帝怜悯黎民百姓，撒下了神奇的"息壤"，帮百姓加固堤坝。

自然界中的水是如何被治理的呢？几年前的杭州，极端的晴热高温蒸发了几个西湖那么多的水；二十年前的长江曾发过很大的洪水，夏季大旱使得土地皲裂，涵水不足，遇到暴雨则泥沙俱下，水土流失。军民扛着沙包加固堤坝，用土来治水。大家想一想，如果身体里发了一场大洪水，肿起来，那会是什么原因呢？

身体不够热了，对吧？还有，身体里的土不厚实，脾虚弱，缺少治水的土。

阴陵泉，补土治水的本事最大。膝关节是如"陵"般巨大的骨节。《会元针灸学》释名说："阴陵泉者，是阴筋陵结甘泉，升润宗筋，上达胸膈，以养肺原，故名阴陵泉。"

穴名小解

腿内侧为阴，高骨如陵，下有经气如泉。

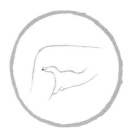

胫骨内侧髁下缘，可推得一凹窝即是。

《针灸大成》："膝下内侧辅骨下陷中，伸足取之，或屈膝取之。在膝横纹头下，与阳陵泉穴相对，稍高一寸。足太阴脾脉所入为合水。《铜人》针五分。

"主腹中寒不嗜食，胁下满，水胀腹坚，喘逆不得卧，腰痛不可俯仰，霍乱，疝瘕（读如'假'，意为妇女肚子里结块的病），遗精，尿失禁不自知，小便不利，气淋，寒热不节，阴痛，胸中热，暴泄，飧（读如'孙'，意为晚饭）泄。"

注：气淋，因气滞或气虚所致的淋症。见症不一。肝郁气滞者，其表现为小腹胀满，排尿时尿道涩痛。中气不足者，其表现为少腹坠胀，疼痛，尿后有余沥等。

中医典故

《素问·宝命全形论》说："木得金而伐，火得水而灭，土得木而达，金得火而缺，水得土而绝，万物尽然，不可胜竭。"五行中有生亦有克，有承载亦有制约，兵来将挡，水来土掩，你的身体上也藏着这样的智慧。

制约不同于克杀，比如气候中，"相火"如果安安稳稳地发挥热量，让小满到小暑的节气恰如其分地热，那六气里制约它的水就会"承"随潜藏，按兵不动，相安无事；若是这几个节气里，天像冒火一般极端地"亢"热，有了危"害"，这时候，"寒水"之气就要出兵去讨伐，惩"制"暴政，承担责任。

王履在《医经溯洄集》中说："承犹随也，然不言随，而言承者，以下言之，则有上奉之象，故曰承。随谓之承，而有防之之义存焉。亢者过极也。害者害物也。制者克胜之也。然所承也其不亢，则随之而已，故虽承而不见。既亢，则克胜以平之，承斯见矣。"

既亢，这就是自然气候中的"亢害承制"了。其实我们的健康都受了脾胃之"承"呢。

《内经》伴读

《素问·五藏生成》："脾之合肉也，其荣唇也，其主肝也。"

脾脏外合是肉，它外荣于唇，嘴唇的变化常常暗示着消化系统的问题，制约脾脏的是肝。

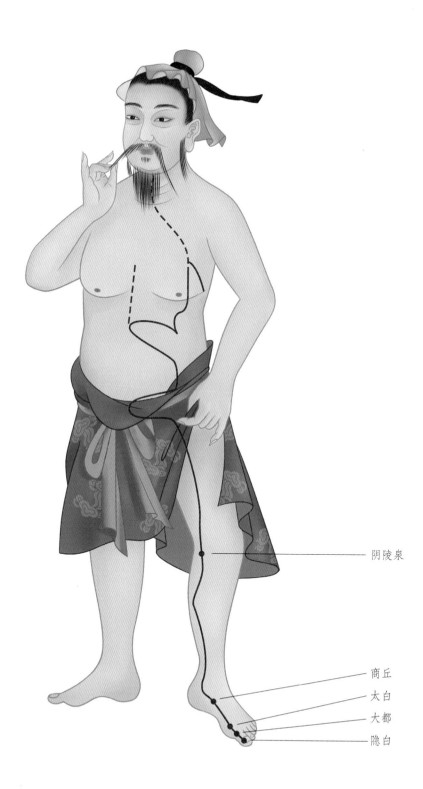

阴陵泉

商丘

太白

大都

隐白

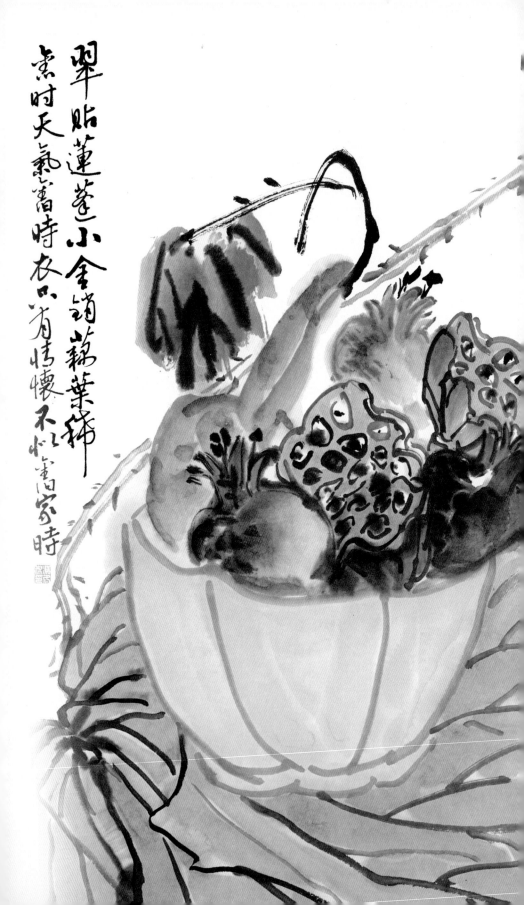

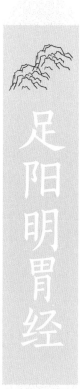

足阳明胃经

秋　风

[明]李梴

秋风历兑内庭西，

陷谷冲阳过解溪。

三里未知何日到，

几番翘首欲思齐。

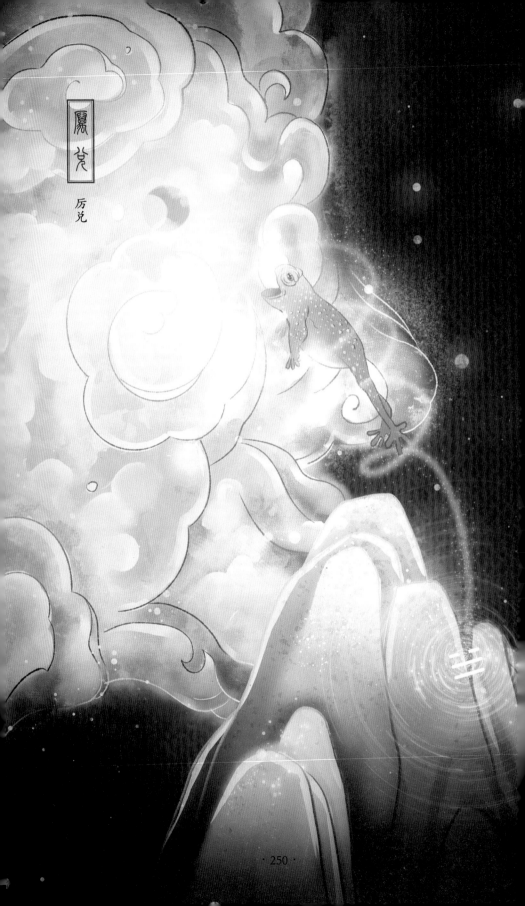

题画小诗

金蟾飞魄五峰头，
星黑散落几人家。
魇梦夺人魂何住，
吞尽云辉月自华。

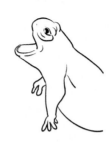

画中故事

经气所出，象示水的源头，称为"井"。厉兑穴为胃经井穴，属金。

夜幕降临，月色朦朦。泛着月光的五指山，像粗短的脚趾，原本月宫里的一只小青蛙，终于爬到了"次趾"边缘的"兑"山出口，它用足力气，朝天一跃，奔向月影，半空中它张开大口，仿佛要品尝那"故乡"的滋味，梦想着即刻回到那片清凉世界。

关于"厉"字，解读很多。其一，远古时曾用过十月历，其中戊月，也就是五月时月亮的名字就叫"厉"。十天干中，戊土为阳土，与胃相合。道家将人的右眼比喻为月，左眼为日，云就幻化如头状。其二，"厉"有厉鬼、噩梦之意，《百症赋》载"梦魇不宁，厉兑相谐于隐白"，本穴特别善治噩梦。其三，"厉"也指"旱石"、磨刀石，寓意属"金"，与井穴五行一致。其四，古人衣带称为"厉"，"厉"垂脚的地方或许就是厉兑穴呢。

"兑"是口的意思，兑卦又属金，与穴位五行属金一致。

穴名小解

古十月历中，戊月称为厉月，胃属戊土；厉亦为恶鬼，寓意本穴能祛邪安神。兑，卦象，为口，孔穴，方位为西。本穴为五输穴之井穴，属金。燥金又与六气阳明相配。

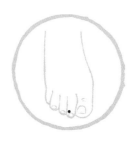

足二趾外侧指甲角端。

《针灸大成》："足大趾次趾之端，去爪甲角如韭叶。足阳明胃脉所出，为井金。胃实泻之。《铜人》针一分，灸一壮。

"主尸厥，口噤气绝，状如中恶，心腹胀满，水肿，热病汗不出，寒疟，不嗜食，面肿，足胻（读如'横'，意为小腿）寒，喉痹，上齿龋，恶寒鼻不利，多惊好卧，狂欲登高而歌，弃衣而走，黄疸，鼽（读如'求'，意为鼻子堵塞不通）衄（nǜ，意为鼻孔出血，也泛指五官和肌肤等出血），口喎（读如'歪'，意为嘴歪），唇裂，颈肿，膝膑肿痛，循胸、乳、气街（即气膺）、伏兔、胻外廉、足跗（读如'夫'，意为脚背）上皆痛，消谷善饥，溺黄。"

中医典故

脾与胃互为表里：足阳明胃经戊土，足太阴脾经己土。

脾为阴脏，胃为阳腑。同秉大气中土气而生。戊己者，分别为土气的阳性、阴性之称。土气有运化作用。胃经土气的运化作用，由上而下，脾经土气的运化作用自下而上，以成一圆运动。足者，胃经自头走足，络脾，主降。脾经自足走胸，络胃，主升。阳明太阴者，太阴湿土阳明燥金。脾经秉阴土之气，胃经秉阳土之气。兼并阳金之气。

明代医家陈斗嵓，治疗一位年轻妈妈，她昏迷一昼夜，脉搏微弱，嘴巴紧闭，药食难进。陈斗嵓针刺合谷穴、厉兑穴，又用艾绒灸百会穴，这位妈妈终于苏醒。

她醒来后对陈斗嵓说："我梦见被很多人拿着刀啊斧头啊追赶，见到墙角有个大箱子，赶忙掀盖钻了进去。我在黑洞洞的箱子里，听到孩子哭着找妈妈，但我怎么也抬不起顶盖。这时候就听外面有人撬箱子，有亮光透进来，顶盖也烧了起来，我奋力一跳就出来了。"陈斗嵓笑着说："这撬箱子的就是我的针，烧顶盖的就是这捧艾草啊！"

合谷属手阳明大肠经，厉兑属足阳明胃经，经络同名，就像把人手足联通起来一样，气也变得调顺了，胃中痰湿积热也清掉了。现在你记住厉兑治梦魇这个特性了吧?

《内经》伴读

《灵枢·经水》："足阳明外合于海水，内属于胃。"

胃经外合于海水，内联属胃。历代医家认为海水是统摄全部陆地水源的经水，张景岳《类经》中注解此语说："按海包地外，地在海中，海水周流，实一而已。今云四海者，以东西南北而分言之也。故东曰渤海，南曰涨海，西曰青海，北曰瀚海。"此说与胃经历来被认为是水谷之海近似。

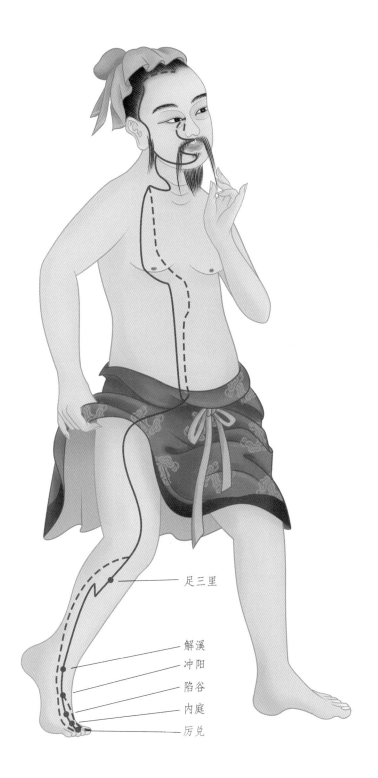

足三里

解溪
冲阳
陷谷
内庭
厉兑

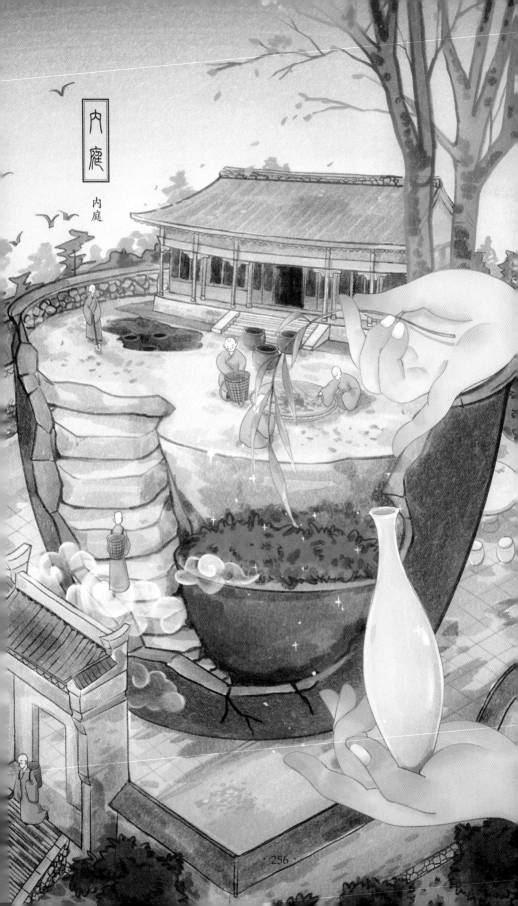

内庭

内庭

题画小诗

僧家悲心常悠远，
陈芥投缸满十年。
殿陛生火起内庭，
半瓶清露息火烟。

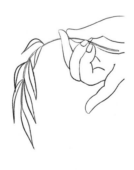

画中故事

经气所溜，象示刚出的泉水微流，称为"荥"。内庭为胃经荥穴，属水。

冬气始寒，明代常州的天宁寺开始忙碌起来，僧人们用许多大缸存放芥菜，先日晒夜露，使芥菜霉变，长出三四寸的绿色霉毛，即"青霉"。此后，僧人将缸密封，埋入泥土中，十年后开缸。此时缸内芥菜，全化为水，名为"陈芥菜卤"，专治高热疟疾。内庭属水，自带凉意，像不像服用了这副清火之药啊？

我们穿过画中的院门，就看见一口硕大无比的缸，里面甚至还套着中型缸、小型缸，芥菜干左一筐右一筐，这边的僧人边铺边晒，另一边的僧人已经封住缸口埋进地下。还有一位小师父顺着台阶要走出缸外呢！不知哪一位仙人托着羊脂玉净瓶，抽出柳枝，洒来甘露，想必这样才发酵得完美吧！

内庭穴，除了去除胃火，还主治常深居内室，闭门独处，不喜欢听人讲话的症状。

汉朝末年的淳于意，曾做过齐国粮仓主事"仓公"，是齐国临淄人。《史记》记载他的病案二十五例，那可是我们国家现存最早的病史记录。淳于意从小就爱好医学，他拜淄川人公孙光为师，向他学习医术。公孙光见他十分好学，见解高明，夸奖他日后能成为国医。公孙光把自己的医术和收藏的药方全部传授给淳于意，又推荐他给临淄名医公乘阳庆做了徒弟。当时，阳庆已经八十多岁了，他家里很富有，虽然医术高明，但很少看病，也不收徒弟。淳于意聪明好学，殷勤懂事，对老师侍奉得也很周到，阳庆就把黄帝和扁鹊的脉书以及药剂理论全部教给了淳于意。一次，菑川王刘志身体发烫，心中烦闷，头痛得厉害，忙找来淳于意。他看过后，取来冷水拍拍患者头，在阳明经上针刺了三处，即见效。这才说："昨天王爷恐怕是睡前洗头发，没擦干就睡了吧，热气才会冲到肩膀，冲到头顶。"这几处穴位中，后人依照记载猜测，必有手阳明经合谷，针其助行气；还有一处应该就是足阳明的内庭，针其助退热，果然退热有效。

穴名小解

趾缝如门内厅堂，能通身内，入脏腑。

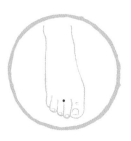

足二、三趾缝蹼部。

《针灸大成》："足大趾次趾外间陷中。足阳明胃脉所溜为荥水。《铜人》灸三壮，针三分，留十呼。

"主四肢厥逆，腹胀满，数欠，恶闻人声，振寒，咽中引痛，口㖞（读如'歪'，意为嘴歪），上齿龋，疟不嗜食，脑皮肤痛，鼻衄（nù，意为鼻孔出血，也泛指五官和肌肤等出血）不止，伤寒，手足逆冷，汗不出，赤白痢。"

中医典故

我们常说荥主身热，内庭其水性为寒，但在身体里生克作用是如何发挥的呢？

上海近代医家陆士谔曾说："肺气既然肃降，肾气自不至于妄动，肾气不妄动就静了，这就是金生水。肾也既静，肝阴自然得养，肝阴得养，肝就得所了，这就是水生木。肝气升泄，那么心阳得了扶助，自然就要动作，这就是木生火。心动既剧，脾阳自然被鼓动，脾阳被动，自然加倍的发越，这就是火生土。脾气既和，肺家肃降，自然没有阻滞，这就是土生金。那么所谓相生者，不过彼脏之气，帮助此一脏之气以相长是也。再讲到相克的话，肺气肃降不已，就能够制肝气之升泄，这就是金克木。肝气升泄不已，就能够碍及脾气之和，这就是木克土。脾运过程，就能够耗及肾阴，这就是土克水。肾气过静，就能上制心气之浮动，这就是水克火。心气太动，就要碍及肺家之肃降，这就是火克金。那所谓相克者，不过此脏之气太胜。碍及彼一脏之动作，换句文话儿，就是相消也。相生相克，不过是脏气消长的代名词，长就是相生，消就是相克。

"五行生克，在诊病上论，诊外感病是用不着的，所以仲景《伤寒论》没有一个字提到五行生克。诊治杂病，才用得着审查脏气，所以郎中菲薄五行的，不曾认识五行真面目，遇着病证，辄以五行生克眩人的，也不曾认识五行真面目。"

《内经》伴读

《素问·四气调神大论》:"是故圣人不治已病,治未病;不治已乱,治未乱,此之谓也。"

圣人不是等到疾病已经发生才去治,而是治在发病之前;如同不待乱事生,而在萌芽中消除隐患。这是中医学"治未病"思想的精髓。

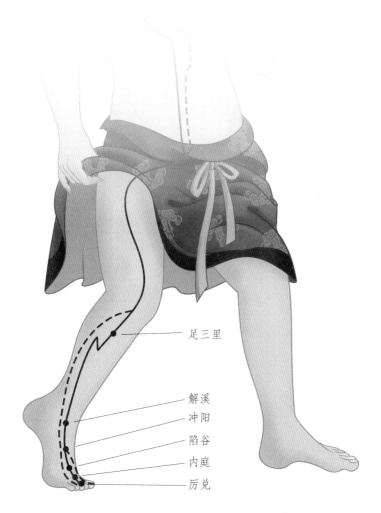

足三里

解溪
冲阳
陷谷
内庭
厉兑

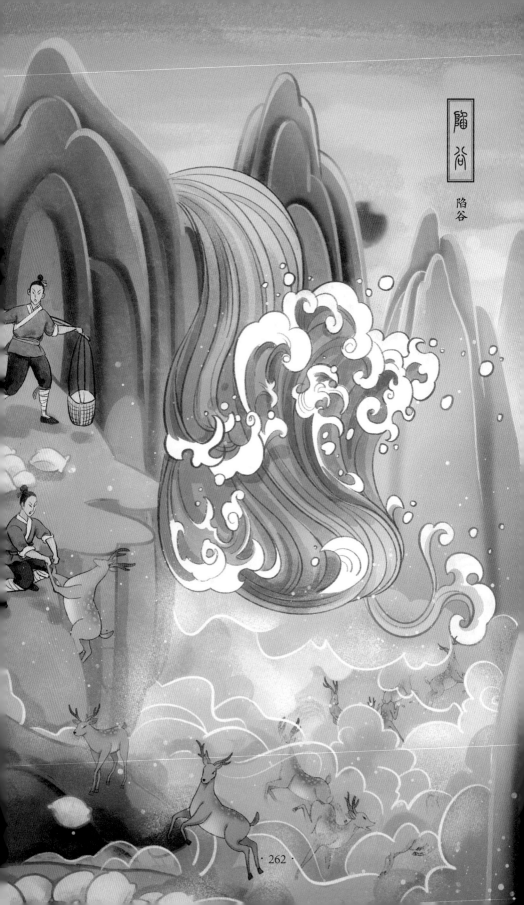

题画小诗

浊水涛涛已遮云，
鹿鸣正恐陷深渊。
尘埃碧海混相易，
转处由来彼此间。

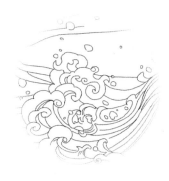

画中故事

经气所注，象示水流由浅入深，称为"输"。陷谷为胃经输穴，属木。

遥远的天边，传来一阵阵河流的低吼，夹杂着断木枯枝向下冲来，原本细得要干涸的小溪越涨越高，深深的河道中，一头美丽的小鹿在哀鸣，负伤的它坠落山崖，已经爬不上来了，其他的同伴们也在奋力向上奔跑。农人们正着手施救，这就是甲骨文"陷"字描画出的场景。

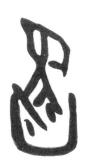

甲骨文"陷"

洪水来了，有什么办法救命呢？

用土。《金针梅花诗抄》曰"由来土陷能容水，水肿能教陷谷容"。陷谷，就是来消水肿、祛寒湿的，就像水来土掩一样自然。当身体里水位高涨、湿气肆虐的时候，你可以用泥土夯实加固"堤坝"。

陷谷穴五行属木，所以它也能以疏风的方式调节身热。但木郁生风，风积又袭脾土，会引起腹泻，所以本穴能温胃祛寒，祛风止痛，特别因肝气郁结导致的腹痛等。

穴名小解

下陷凹窝如谷。

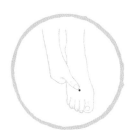

足二、三趾缝后两横指。

《针灸大成》："足大趾次趾外间，本节后陷中，去内庭二寸。足阳明胃脉所注为俞木。《铜人》针三分。《素注》针五分，留七呼，灸三壮。

"主面目浮肿及水病（水肿，亦称水气）善噫（读如'一'），肠鸣腹痛，热病无度，汗不出，振寒疟疾。

"东垣曰：'气在于臂，足取之，先去血脉，后深取足阳明之荥俞内庭、陷谷。'"

中医典故

你有没有想过，为什么有五输穴而不是六七个腧穴呢？为什么到第五个才汇合入海？中国的数字一二三四五，即"生数"，代表了生长化收藏的过程，此后万物才从气变成实。六七八九十已经是"成数"。

那为什么阴经阳经五输穴属性顺序不同呢？如果把人比作大树，井穴所在就是树根，脏腑就是枝头上成熟的果实。

《周易·井·象》中说"木上有水,井也"。水从天而降,沿着枝干流淌,滋润着树根,所以阳经的井穴属金,主降,从天而降。阴经的井穴呢,再用大树为例,根部从地下水汲取涵养,此水亦能生木,所以阴井属木,主升。再看经络,举起双臂看,凡属阴的,都从下至上,凡属阳的,都从上至下。"金""木"就是方向。

其实古人在"井、荥、俞、经、合"上的感觉非常微妙,讲求"凡善针者,手不过肘,足不过膝",精巧的刺法都在四肢末梢,古代的医家不去研究每一个细胞,每一个毛孔,每一片树叶,而是更关注树根,关注根与枝叶的联系。

《内经》伴读

《素问·四气调神大论》:"夫病已成而后药之,乱已成而后治之,譬犹渴而穿井,斗而铸锥,不亦晚乎?"

疾病已经发生了,再去用药治疗,祸事已经临头,再去化解,就像渴了才去挖井,开战才去制造兵器一样,都太晚了。这是对"治未病"重要性的强调。

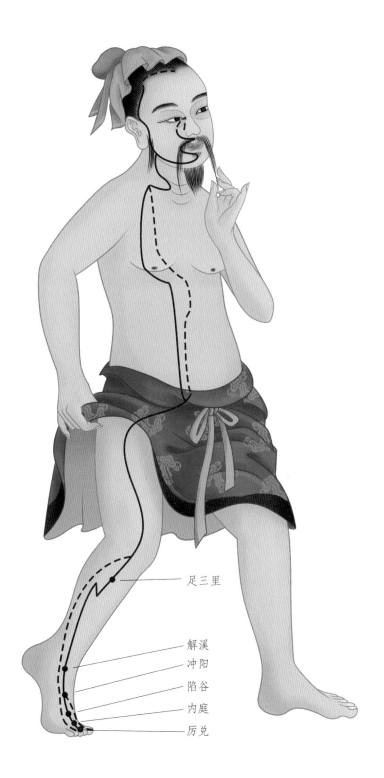

足三里

解溪
冲阳
陷谷
内庭
厉兑

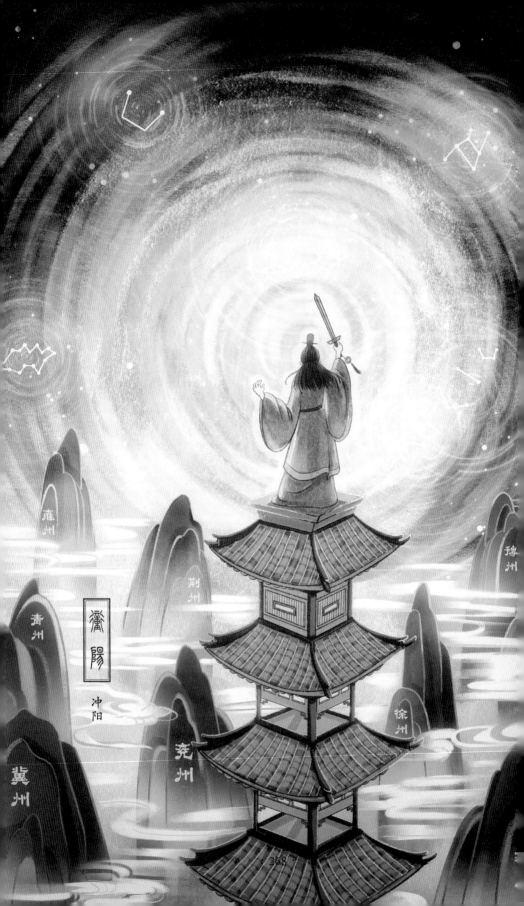

衡陽

冲阳

268

题画小诗

问天厘度何所凭，
九州分野剑不停。
天下云气冲峰起，
托出银汉日月星。

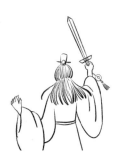

画中故事

冲阳是本条经脉的原穴，原即本源、原气之意，是脏腑原气经过和留止的部位。十二经脉在四肢各有一原穴，又名"十二原"。《难经·六十六难》言："五脏六腑之有病者，取其原也。"

九星悬朗，五色经天，群山之中，有一座高高的亭台，挥舞七星剑的远古真人大禹正在辨列星辰。他"提挈天地，把握阴阳，呼吸精气，独立守神，肌肉若一"。伟大的祖先将华夏大地划分为"九州"。根据《尚书·禹贡》的记载，九州分别是：冀、兖、青、徐、扬、荆、豫、梁、雍州。划分的依据又是什么呢？

古时候把天河称作汉水，在岁星纪年法以前，以冬至夜半所见的星象为准，并对照地上的方位，把周天从东向西，配以十二时辰，这可以说是分野的原始观念。

到后来有了部落、国家，各自就认领了一颗颗星。晋的祖先以观测"参"为主，宋（商）的祖先以观测"火"为主，慢慢的星运就和国运联系了起来。诸侯国找到了自己在天际的归宿，正如原穴之于平常人。星象虽遥远而恒定，但战乱不定的年代，分野的方式却常变，有按天干分的，有按地支分的，有按二十八星宿分的，也有按九宫八风分的。

脚背上最高点的冲阳穴就像这"观星台"，三焦循经络护送原气到四肢末梢，它下面还有一条"突突"跳跃的动脉——冲阳脉。气血居高临下，温暖着脚上的各条大河。九州的高山不就像大地的粮仓，世界的脾胃吗？

脏腑生病，不论虚实寒热，治疗都可以取原穴。胃气虚弱，无力消化的虚症，登高乱歌，脱衣奔走的实症，都可以远远的在脚上拨动开关。

穴名小解

足背最高处为阳，胃气冲行。

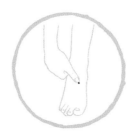

足背最高点，两筋间有动脉搏动处。

《针灸大成》："足跗（读如'夫'，意为脚背）上五寸，去陷谷二寸，骨间动脉。足阳明胃脉所过为原，胃虚实皆拔之。《素注》针三分，留十呼。《素问》刺足跗上动脉，血出不止死。《铜人》针五分，灸三壮。

"主偏风，口眼㖞（读如'歪'，意为嘴歪），跗（读如'夫'，意为脚背）肿，齿龋，发寒热，腹坚大，不嗜食，伤寒病，振寒而欠，久狂，登高而歌，弃衣而走，足缓履不收，身前痛。"

中医典故

中医大夫常摸摸这儿看看胃气多少，再摸摸脚踝肾经的太溪穴，来判断人的生机。水是生命的源头，人出生离不开肾；土是万物之母，人成长离不开胃。

"原"表示水的源头，《说文》讲"原，水泉本也"。其本字是"泉"，后在金文中增加了指示岩石的"厂"旁。中医说人的生命，是从肾间动气开始的，就像凉凉的石缝里涌出了"原"。

人从出生到老去，也就是肾气从微微搏动到强盛再到衰败的过程。肾气初发，会换牙，从黄头发变成黑头发；再壮大些呢，真牙智齿也长出来；到了老年，肾气不足，齿发脱落，胃口也越来越差。

每一次记录差不多都与肾、骨、齿、发、天癸相关。女孩子每七年变一副模样，男孩子每八年一变，"七十二变"都离不开肾气。

《素问·上古天真论》曰："岐伯曰：女子七岁，肾气盛，齿更发长。二七，而天癸至，任脉通，太冲脉盛，月事以时下，故有子。三七，肾气平均，故真牙生而长极。四七，筋骨坚，发长极，身体盛壮。五七，阳明脉衰，面始焦，发始堕。六七，三阳脉衰于上，面皆焦，发始白。七七，任脉虚，太冲脉衰少，天癸竭，地道不通，故形坏而无子也。丈夫八岁，肾气实，发长齿更。二八，肾气盛，天癸至，精气溢泻，阴阳和，故能有子。三八，肾气平均，筋骨劲强，故真牙生而长极。四八，筋骨隆盛，肌肉满壮。五八，肾气衰，发堕齿槁。六八，阳气衰竭于上，面焦，发鬓颁白。七八，肝气衰，筋不能动，天癸竭，精少，肾脏衰，形体皆极。八八，天癸竭，精少，肾脏衰，形体皆极则齿发去。

肾者主水，受五脏六腑之精而藏之，故五脏盛，乃能泻。"

《内经》伴读

《素问·灵兰秘典论》："脾胃者，仓廪之官，五味出焉。"

脾胃主司饮食的受纳和布化，是仓廪之官，五味的营养靠它们的作用得以消化、吸收和运输。

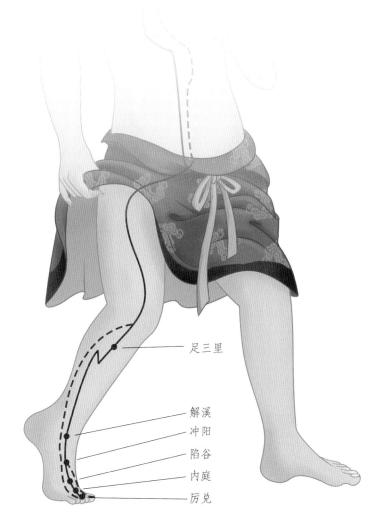

足阳明胃经

足三里

解溪
冲阳
陷谷
内庭
厉兑

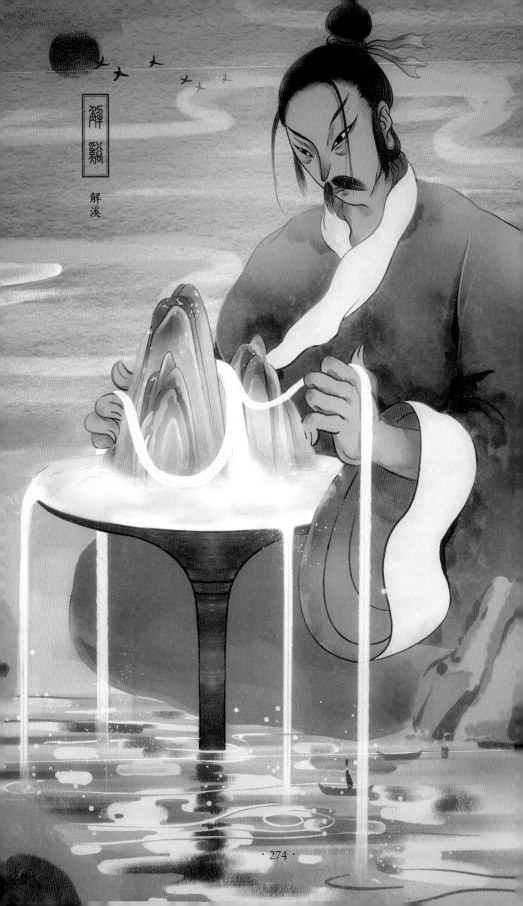

解谿

解谿

题画小诗

铜盆承露纳世界，
仙人举手解虚空。
水分左右彼此异，
火炼土木一处同。

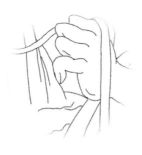

画中故事

经气所行，象示水在通畅的河道中流过，称为"经"。解溪为胃经经穴，属火。

我们脚上有一个给鞋带打结捆紧的地方，解溪穴就在那，俗称"鞋带穴"。

胃经的大河伴着雷声轰隆隆奔腾，但在巨匠看来，这就像一条小小的瀑布。

此刻，他正雕琢盘中的小山，双手一分，似乎解开了这瀑布立泉，分成的若干小溪，在礁石上激起轻盈的水花，散落入深潭。很像胃气从这里布散给双脚，让它们也暖和起来。

溪流旁的小瓦窑，正是工匠营造的世界，窑中点火，正煅烧陶器，火能生土，坚固的容器非火力不能成，此穴常配伍足三里一同来补益胃气，特别是脾胃虚弱的时候，取"虚则补其母"之则。胃海上的小舟，正待启航，将水谷运至脏腑诸国。

从造字起，"解"与角就很有缘分。节气物候里就描述夏至日鹿角脱落，冬至日时麋角脱落，皆曰"解"。

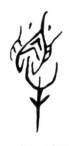

甲骨文"解"

古人喜欢把动物形态的变化和时间的变迁一同来看，万物都是天气、地气和自己的"脾之气"混合而成。解溪这里的关节常有脱臼症状，也与节气相关。

　　解溪还能像解开绳结一样，打开你的皱纹，滋润皮肤，保护生机，所以美容别忘了这里。

穴名小解

　　骨解处如溪，易脱臼如解，又解鞋带处。

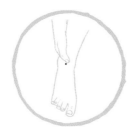

脚背与小腿交界横纹正中两筋间。

　　《针灸大成》："冲阳后一寸五分，腕上陷中，足大趾次趾直上，跗（读如'夫'，意为脚背）上陷者宛宛中。足阳明胃脉所行为经火。胃虚补之。《铜人》灸三壮，针五分，留三呼。

　　"主风面浮肿，颜黑（即额黑），厥气上冲，腹胀，大便下重，瘛（读如'赤'，意为痉挛，抽风）惊，膝股胻（读如'横'，意为小腿）肿，转筋，目眩，头痛，癫疾，烦心悲泣，霍乱，头风，面赤、目赤，眉攒疼不可忍。"

　　注：头风，头痛之作止不常，有触即发者谓之头风。多由痰涎风火，郁遏经络，气血壅滞所致。眉攒疼，紧蹙双眉，痛不可忍。

中医典故

　　按照中国哲学里的五行，好好的一个人，有血有肉，肚子里哪会包着许多金、木、水、火、土这五件东西呢？其实，五字后面还有一个"行"字，就是要动起来看。金，就像把流动的铁水铸成型；木像树干一样曲直生长；水如大海，在最低处汇聚百川；火苗炎炎向上爬到顶端；土很和谐，不升不降，又升又降，稳稳地平衡在地平线上。脏腑属性又是怎么对应的呢？为什么脾胃就属土呢？

　　近代上海医家陆士谔说："五脏各有动作，各有消长，五脏的动作，叫作脏气，脏气有消有长，使不有以形容之，则何以知脏气之为消为长，所以金、木、水、火、土是脏气之代名词，而五行生克是脏气消长之代名词。

　　"肺为什么属于金，金在五行叫作从革。从革是以肃降为义，讲到肺的脏气，以降下为治节，称肺为金，无非表示肺气肃降罢了。

　　"肝为什么属于木，木在五行叫作曲直，曲直是以升泄为义，直升叫作直，横泄叫作曲，讲到肝的脏气，以升泄为用。

　　"心为什么属于火，火在五行叫做炎上，炎上就是动的意义，讲到心的脏气，以动为用。

　　"肾为什么属于水，水在五行叫做润下，润下就是静的意义，肾的脏气，以静为主。

　　"脾为什么属于土，土在五行叫作稼穑，稼穑就是和的意义，就是不升不降，不动不静，也可说得，亦升亦降，亦动亦静。脾的脏气，以和为主。"

《内经》伴读

《素问·异法方宜论》："中央者，其地平以湿，天地所以生万物也众。"

中央之地，指广大中原地区，地势平坦，物产丰饶。用以说明脾胃中土的生化属性。

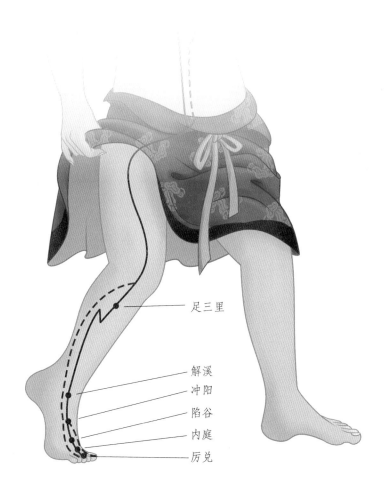

足三里

解溪
冲阳
陷谷
内庭
厉兑

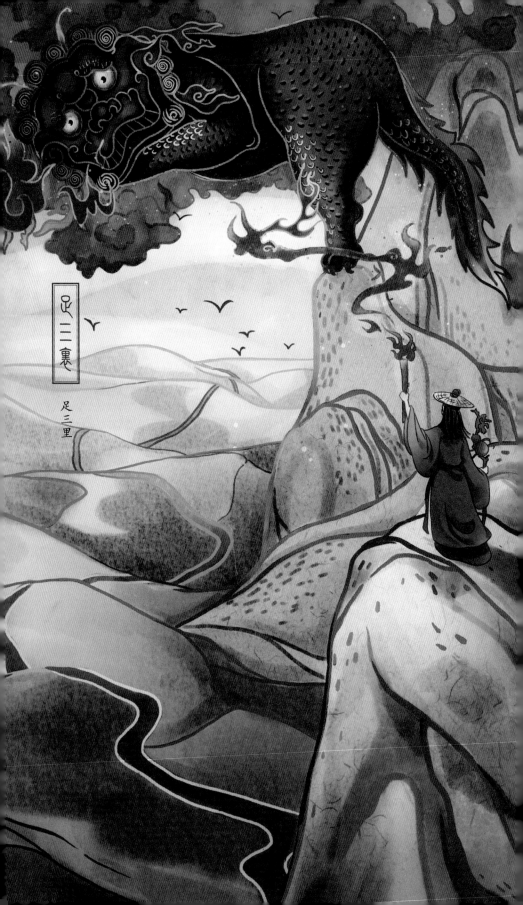

足三裏

足三里

题画小诗

贪痴只为肚里虚，
卧云但应餐烟霞。
人间烟火人间去，
中天飞光有金鸦。

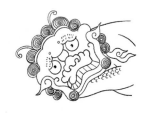

画中故事

经气充盛，由此深入，汇合于脏腑，象示百川汇合入海，称为"合"。足三里为胃经合穴，属土。

里，指特别宽广，胃为水谷之海，化物至大肠、小肠、三焦无处不到。

画中的饕餮，是古时候贪吃的神兽，痛苦地睁大双眼，一定是肠胃出了问题。山间举着火把的采药人，正在把温暖的艾火引导到饕餮的足三里穴上。《四总穴歌》上说"肚腹三里留"，肚子里的所有病症都能用这儿治疗。此穴还可以引气下行，就像把邪气胃火都引下来一样。民间还说"不灸足三里，勿为旅人"，奔波在异乡的游子们更有体会吧？弯弯曲曲的小路，又岂止三里，只有坚持灸足三里的人，身体才强壮，才承受得了远行的劳苦。

穴名小解

膝下三寸，能通三焦之里。

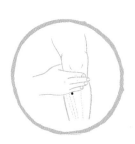

犊鼻向下四横指。

《针灸大成》："膝下三寸，胻（读如'横'，意为小腿）

骨外廉大筋内宛宛中，两筋肉分间，举足取之。极重按之，则跗（读如'夫'，意为脚背）上动脉止矣。足阳明胃脉所入为合土。《素注》刺一寸，灸三壮。《铜人》灸三壮，针五分。《明堂》针八分，留十呼，泻七吸，日灸七壮，止百壮。《千金》灸五百壮。少亦一两百壮。

"主胃中寒，心腹胀满，肠鸣，脏气虚惫，真气不足，腹痛食不下，大便不通，心闷不已，卒心痛，腹有逆气上攻，腰痛不得俯仰，小肠气，水气蛊毒，鬼击，疝（读如'玄'）癖，四肢满，膝胻（读如'横'，意为小腿）酸痛，目不明，产妇血晕。

"秦承祖云：'诸病皆治。'华佗云：'主五劳羸瘦，七伤虚乏，胸中瘀血，乳痈。'《千金翼》云：'主腹中寒胀满，肠中雷鸣，气上冲胸，喘不能久立，腹痛，胸腹中瘀血，小肠胀，皮肿，阴气不足，小腹坚，伤寒热不已，热病汗不出，喜呕口苦，壮热，身反折，口噤鼓颔，肿痛不可回顾。口僻，乳肿，喉痹不能言，胃气不足，久泄利，食不化，胁下支满，不能久立，膝痿寒热，中消谷苦饥，腹热身烦，狂言，乳痈，喜噫（读如"一"），恶闻食臭，狂歌妄笑，恐怒大骂，霍乱，遗矢失气，阳厥，凄凄恶寒，头眩，小便不利，喜哕（yuě，意为呕吐），脚气。'《外台秘要》云：'人年三十以上，若不灸三里，令人气上冲目。'东垣曰：'饮食失节及劳役形质，阴火乘于坤土之中，致谷气、荣气、清气、胃气、元气不得上升，滋于六腑之阳气，是五阳之气，先绝于外。外者天也，下流入于坤土阴火之中；皆由喜怒悲忧恐为五贼所伤，而后胃气不行，劳役饮食不节，

足阳明胃经

继之则元气乃伤；当从胃合三里穴中推而扬之，以伸元气。'
又曰："气在于肠胃者，取之足太阴、阳明，不下者取之
三里。'又曰："气逆上霍乱者，取三里，气下乃止，不
下复治。'又曰："胃脘当心而痛，上支两胁，膈噎不通，
饮食不下，取三里以补之。'又曰："六淫客邪及上热下
寒，筋骨皮肉血脉之病；错取于胃之合，大危。'又曰：
'有人年少气弱，常于三里、气海灸之，节次约五七十壮，
至年老热厥头痛，虽大寒犹喜风寒，痛愈恶暖处及烟火，
皆灸之过也。'"

注：蛊毒，古病名，症状复杂，变化不一，病情较严重，预后多不良。
气上冲目，三十以后，肾气不足，阴虚于下，阳亢于上。清气，水谷精华的轻
清部分；可推而扬之，引举其气以补其上。

中医典故

五十八岁的明朝太医杨继洲，又一次准备远足，这一
次是去江南扬州。此时正是万历八年，太医院已改名为圣
济殿，恢复了宋朝时建立的惠民药局，为百姓施药义诊。
杨继洲此行便是为此。

扬州大尹黄缜庵是杨继洲的老相识，住在北京玉河坊
的小院里，二人常彻夜长谈。这次久违的见面异常热闹，
一位是地方大员，一位是京城圣手，访客如云。傍晚，酒
席撤下不久，黄缜庵说起家中三儿子面瘫数年，用药无数，
仍无改善，很是心忧。

"数年之疾，余勉力为之。"说罢，杨继洲取针来刺。

选了巨髎穴，用以疏解头面之风。合谷穴，用以宣散清轻之气上达。最后选足三里，用艾火来灸，病情遂大为改观。大尹家膏粱厚味，少爷们又不劳作，阳明经一派热象，才选了手阳明大肠经的合谷，用来吹起一阵泻热的凉风；同为阳明经的足三里，把火气拉下来，一面升清一面降浊，肚子里的气机旋转，才治好面瘫。

《内经》伴读

《素问·异法方宜论》："其民食杂而不劳，故其病多痿厥寒热，其治宜导引按蹻。"

此地的居民生活安逸，所生疾病大多是痿弱、厥逆、寒热等病，此处最适宜导引按蹻的治法。

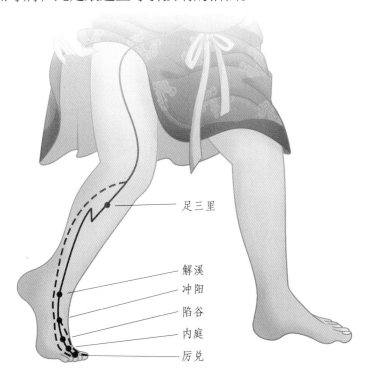

足三里

解溪

冲阳

陷谷

内庭

厉兑

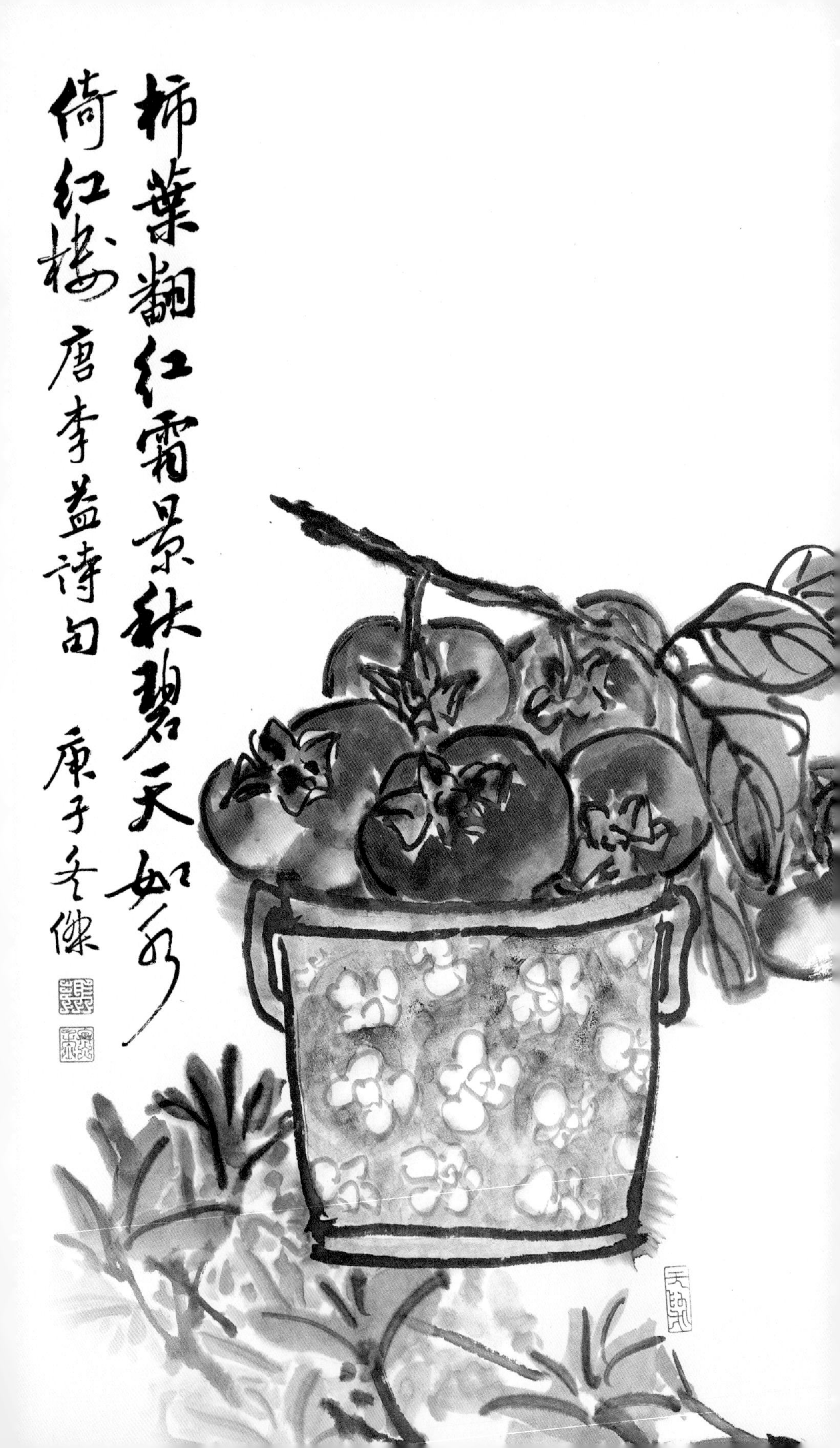

柿葉翻紅霜景秋碧天如水
倚紅樓

唐李益詩句

庚子冬傑

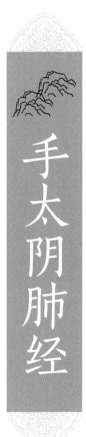

手太阴肺经

渔　翁

[明]李梴

少商湖海一渔翁，
鱼际太渊任转篷。
漫道经渠不可测，
还教尺泽起蛟龙。

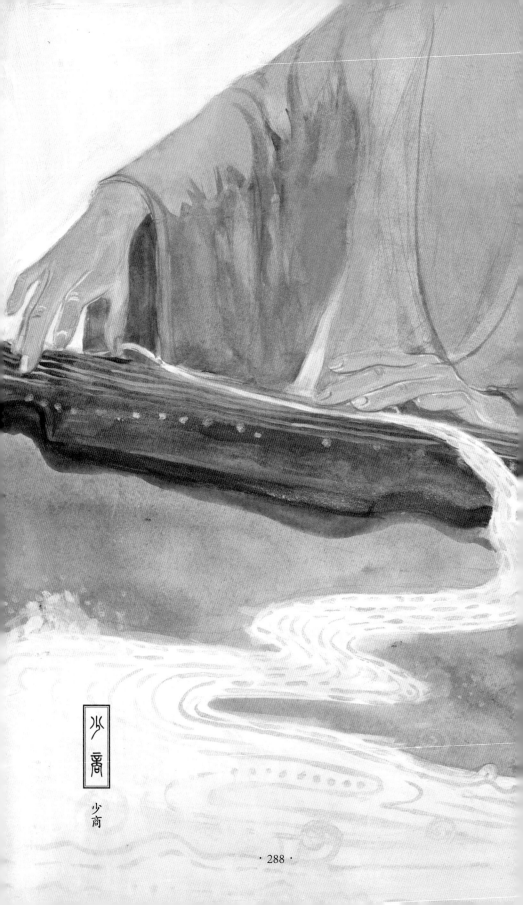

少商

题画小诗

素手抚琴弦，商音渐起作悲声；
大指流金泉，一线肺气现端倪；
五音对五脏，皆归五行入身心。

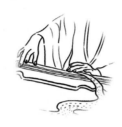

画中故事

经气所出，象示水的源头，称为"井"。少商为肺经井穴，属木。

看到这个弹古琴的人了吗？他的手指上，好像涌出一股泉水呢！

肺经共有十一个穴位，就像是大河边的十一座小码头。这里是经络之"河"的起点——少商穴。古中医将河流与经脉一一对应。与肺经相合的是黄河，其源头就在雪山之巅，是青海腹地的一个小泉眼，细细的，小小的，清清的，叫"玛曲"，是藏语"黄河"的意思。画中的这位弹琴者，他穿着青色的衣裳坐在雪山顶上，轻轻唱着边塞的歌，歌声铿锵悲凉，这就是商音，似乎用琴弦收敛着心中的澎湃激情。

古琴一般长约三尺六寸五，象征一年三百六十五天；面圆底扁，象征天地；古琴最初五弦，内合五行，外合五音，象征君、臣、民、事、物；周朝加文、武二弦，象征君臣之合恩；一弦外侧嵌有十三个圆点，为徽，象征十二月，而居中最大者象征闰月；琴有泛音、散音和按音三种音色，泛音法天，散音法地，按音法人，一琴具三籁。《诗经·郑风》问"琴瑟在御，莫不静好？"（你来弹琴我鼓瑟，夫妻安好心欢畅），一句诗词，一曲清音，带着天人合一的期待。

穴名小解

指甲角落，气血尚微，故用少。商音属金，肺亦属金，同气相求。取商音命名，指此穴与人发音的咽喉有关，故其善治喉肿、气逆。

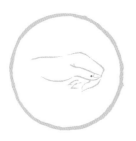

拇指桡侧指甲角旁。

《针灸大成》："大指内侧，去爪甲角如韭叶。肺脉所出为井木。宜以三棱针刺之，微出血，泄诸脏热，凑不宜灸。

"主颔肿喉闭，烦心善哕（yuě，意为呕吐），心下满，汗出而寒，咳逆，痎（读如'皆'）疟（意为隔日发作的疟疾）振寒，腹满，唾沫，唇干引饮，食不下，膨膨，手挛指痛，掌热，寒栗鼓颔，喉中鸣，小儿乳鹅。

"唐刺史成君绰，忽颔肿，大如升，喉中闭塞，水粒不下三日。甄权以三棱针刺之，微出血，立愈，泻脏热也。《素注》留一呼。《明堂》灸三壮。《甲乙》灸一壮。"

注：乳鹅，咽部两侧肿胀之病症。起病急，喉核明显充血，红肿灼热，咽部疼痛，表面或有黄色脓样貌，形如蚕蛾。

中医典故

繁体字的樂、藥、療三个字有着同样的源头，音乐与药物、治病是很相似的过程。《灵枢·邪客》记载："天有五音，人有五脏；天有六律，人有六腑。"中医就像一位能指挥五脏六腑合奏的音乐家，你说是不是呢？

宫、商、角、徵、羽，是中国人古老的音符，商音最受肺喜欢。《灵枢·外揣》说："五音不彰，五色不明，五脏波荡，若是则内外相袭，若鼓之应桴，响之应声，影之似形。"如果人的声音和颜色出现了偏差，其实是脏腑的反映。

《礼记·乐记》在比较五音时说："宫为君，商为臣，角为民，徵为事，羽为物。五者不乱，则无怗滞之音矣。宫乱则荒，其君骄。商乱则陂，其官坏。角乱则忧，其民怨。徵乱则哀，其事勤。羽乱则危，其财匮。"

五音不乱，乐就和谐。如果宫声混乱则其音散漫，象征着国君的骄横，如脾土不能和缓；商声乱则其音偏激不正，象征官员堕落，如肺不能治节；角声乱则其音忧愁，象征百姓不满，如肝受郁而曲；徵声乱则其音悲哀，象征摇役太重，如心火妄动；羽声乱则其音危急，象征物资匮乏，如肾不能藏。与五脏功用是不是有相似之处呢？

《内经》伴读

《灵枢·经水》："手太阴外合于河水，内属于肺。"
肺经外合于黄河，内联属肺。

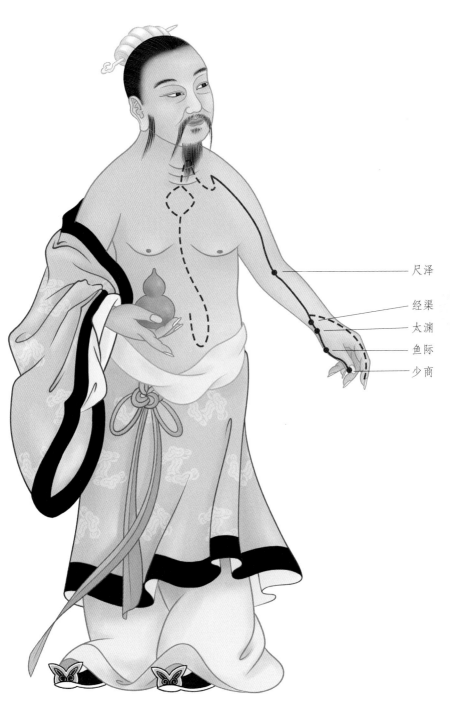

尺泽

经渠

太渊

鱼际

少商

手太阴肺经

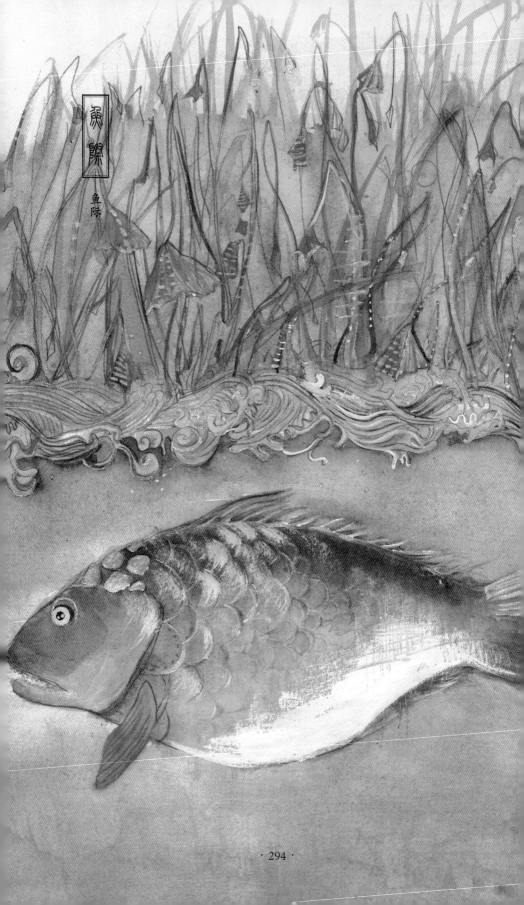

鱼际

题画小诗

残荷带枯枝，以象热症之疮痍；
红鱼潜池底，五脏气乱能调之；
荥穴火为性，掌中自有锦鲤身。

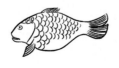

画中故事

经气所溜，象示刚出的泉水微流，称为"荥"。鱼际为肺经荥穴，属火。

你可知道我们的手上有一条"鱼"吗？手腕就像是鱼嘴巴，腕骨转侧、脉搏跳动好像口在张合；拇指下边的手掌呢是鱼肚子，白白胖胖；四个手指头摆来摆去，就像鱼尾巴，古时大夫把手就形容为"手鱼"。

我们古老的先人，用了各种不同的物件来类比穴位的意象、感觉，这里就用了鱼，还特别告诉你是鱼的肚子。身上的穴位还有的像鸠的尾巴（鸠尾），牛的鼻子（犊鼻）呢。"凡两合皆曰际"，鱼之腹背，手掌的两面都有交界处，"鱼际"一词还泛指手掌肉厚处。

这条鱼可不一般，红红的颜色代表穴位五行属火，它能藏肺之精气，清肺泻热，甩掉热流缠心的感觉；水面上的荷叶被热浪炙烤，就像身体被高烧侵袭。毫无波澜的水底，是肺阴滋敛、气乱平息后的宁静。

手掌上的鱼际是润润的淡红色，说明肠胃健康；如果很粗糙，像画着格子纹，或是青黑色，硬硬瘦瘦的，可用另一只手的大拇指沿着鱼际推向手腕，反复百次，能健壮脾胃。

穴名小解

拇掌形如鱼腹，肌肉边际。

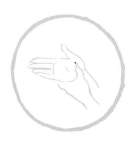

第一掌骨中点，掌背掌心，即赤白肉际处。

《针灸大成》："大指本节后，内侧白肉际陷中。又云：'散脉中。'肺脉所溜为荥火。针二分，留二呼，禁灸。

"主酒病，恶风寒，虚热，舌上黄，身热头痛，咳嗽，哕（yuě，意为呕吐），伤寒汗不出，痹走胸背痛不得息，目眩，心烦少气，腹痛不下食，肘挛肢满，喉中干燥，寒栗鼓颔，咳引尻（kāo，意为屁股）痛，溺血呕血，心痹悲恐，乳痛（读如'拥'）。东垣曰：'胃气下溜，五脏气皆乱，在于肺者，取之手太阴鱼际，足少阴俞。'"

注：虚热，阴阳气血不足引起的发热。五脏气乱，为脏腑、经脉气逆，互相干扰，形成气乱于心、肺、肠、胃等五种病症。

中医典故

中国人很重视胃气，水谷食物是人生长的根本，水谷运化能被自然吸收，手腕上的脉象充盈和缓，就叫作有胃气，胃气充足人也生气勃勃。

《脾胃论》说："胃气者，谷气也，荣气也，运气也，生气也，清气也，卫气也，阳气也。"《素问·平人气象论》说："平人之常气禀于胃，胃者，平人之常气也。人无胃气曰逆，逆者死。"胃气似乎无所不包，又是营卫等气的来源，有胃口是一件多么重要的事啊！

《内经》伴读

《素问·金匮真言论》："西方白色，入通于肺，开窍于鼻，藏精于肺，故病背。"

五方与五色、五脏相对应。西方对应白色，通肺，开窍在鼻，精华藏在肺脏，发病多在肺部。

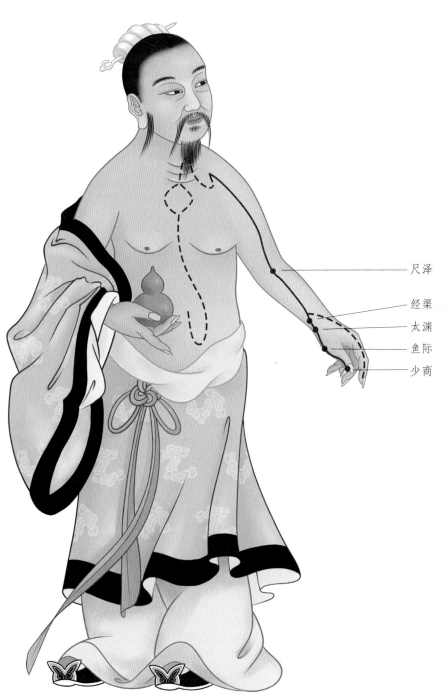

尺泽

经渠

太渊

鱼际

少商

手太阴肺经

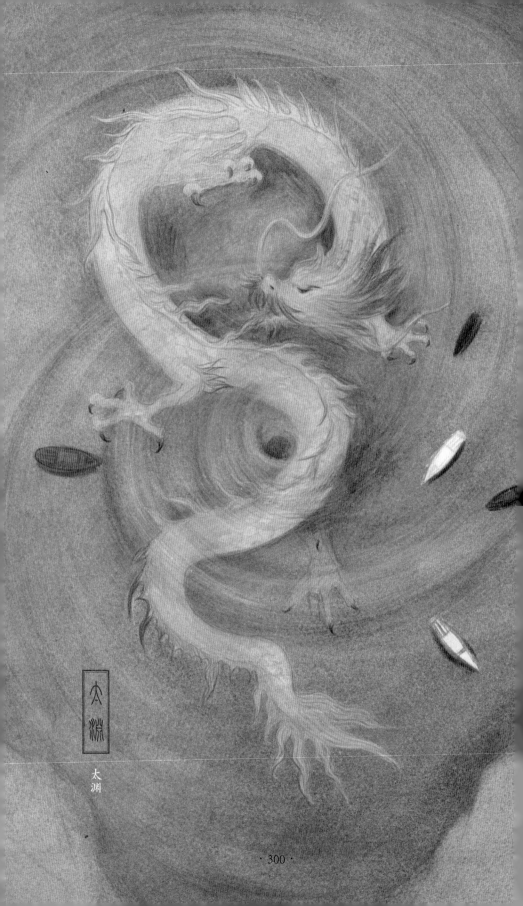

太渊

题画小诗

龙作明黄，以象输土之性；
五色轻舟，意为脏腑之气。
脉会太渊，回水似气抟聚；
蛰潜深海，暗通周身消息。

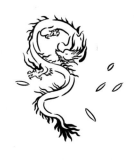

画中故事

经气所注，象示水流由浅入深，称为"输"。太渊为肺经输穴，属土。太渊穴还是本条肺经经脉的原穴，原即本源、原气之意，是脏腑原气经过和留止的部位。十二经脉在四肢各有一原穴，又名"十二原"。

这里，一条黄色的巨龙正在水底转圈，尾巴一甩，卷起一圈圈巨大的漩涡，雄浑有力，那五条不同颜色的小船，好像要被吸进水窝中去。为什么这里画着一条"黄"龙呢？太渊属土，古人把土之色对应为黄。

五色之船又是什么意思呢？青对应肝，属木，要像翠鸟的羽毛一样闪耀；赤对应心，属火，要像鸡冠一样鲜亮；黄对应脾脏，属土，要像螃蟹的肚腹一样明黄才有生气；白对应肺，属金，要像熬制的猪油一样晶莹；黑对应肾，属水，要像乌鸦的羽毛一样油亮。中国人的五行都有鲜活的颜色与之对应。即《素问·五脏生成》所说："青如翠羽者生，赤如鸡冠者生，黄如蟹腹者生，白如豕膏者生，黑如乌羽者生，此五色之见生也。"反之则"色见青如草兹者死，黄如枳实者死，黑如炲者死，赤如衃血者死，白如枯骨者死。此五色之见死也"。

生命旺盛的颜色是富有光晕的，衰落的颜色常缺乏光泽。

穴名小解

太，为大，尊贵。渊，深潭。脉会太渊。

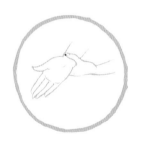

腕横纹桡侧，与桡动脉间的凹窝处。

《针灸大成》："一名太泉。避唐祖讳。掌后内侧横纹头，动脉中。肺脉所注为俞土。肺虚补之。《难经》曰：'脉会太渊。'疏曰：'脉病治此。'平旦寅时，气血从此始，故曰寸口者，脉之大要会，手太阴之动脉也。灸三壮，针二分，留二呼。

"主胸痹逆气，善哕（yuě，意为呕吐）呕饮食，咳嗽，烦闷不得眠，肺胀膨，臂内廉痛，目生白翳（读如'意'，意为眼球上生的障蔽视线的白膜），眼痛赤，乍寒乍热，缺盆中引痛，掌中热，数欠，肩背痛寒，喘不得息，噫（读如'一'）气上逆，心痛脉涩，咳血呕血，振寒，咽干，狂言，口僻，溺色变，卒遗矢无度。"

注：胸痹，痹病发于胸部，而有胸部窒塞疼痛之证。卒遗矢无度，突然大便次数骤增并失禁。

中医典故

中医传统的诊脉就在手腕寸口，腕横纹桡侧动脉搏动处。通过此处可掌握肚腹中五脏六腑的动向。"诊不中五脉"，就不会知道"百病所起"的原因。"太渊"即在寸口，就是大大的、转圈的回水，《子午流注说难》云："六腑水谷精华，注入五脏经腧之起原处，故称渊。"它又称为"脉会"，就像百千河流注入这里。中医有"肺朝百脉"之说，脏腑经脉血气汇聚如早朝议会，所以手指头按这里，能辨证全身，就如早朝议会可知全国的情况。

"肺者，相傅之官，治节出焉"。肺为身体中天子的丞相，一级级传达指令，就像打通关节一样，最后到了边陲小城，到了四肢末梢。这就叫"主治节"。

人身体上有八处会穴，即《针灸大成》载："腑会中脘，脏会章门，筋会阳陵泉，髓会绝骨，血会膈俞，骨会大杼，脉会太渊，气会膻中。"《难经·四十五难》云："热病在内者，取其会之气穴也。"脉之病，皆可在太渊取证。

《内经》伴读

《素问·灵兰秘典论》："肺者，相傅之官，治节出焉。"

肺好像宰相，主一身之气，治理调节人体气血运行及脏腑的功能活动。

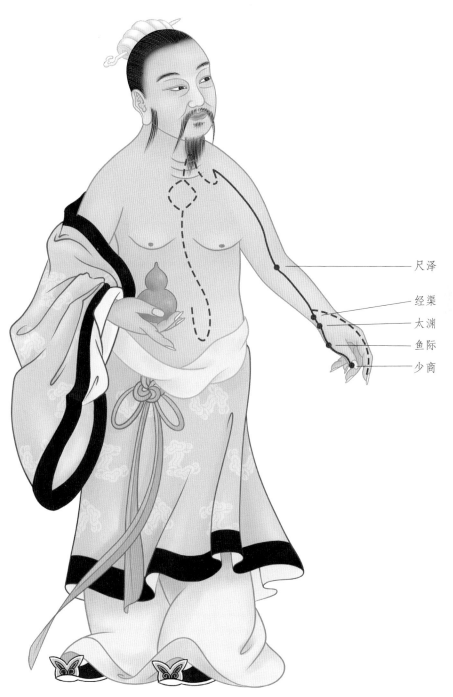

尺泽

经渠

太渊

鱼际

少商

手太阴肺经

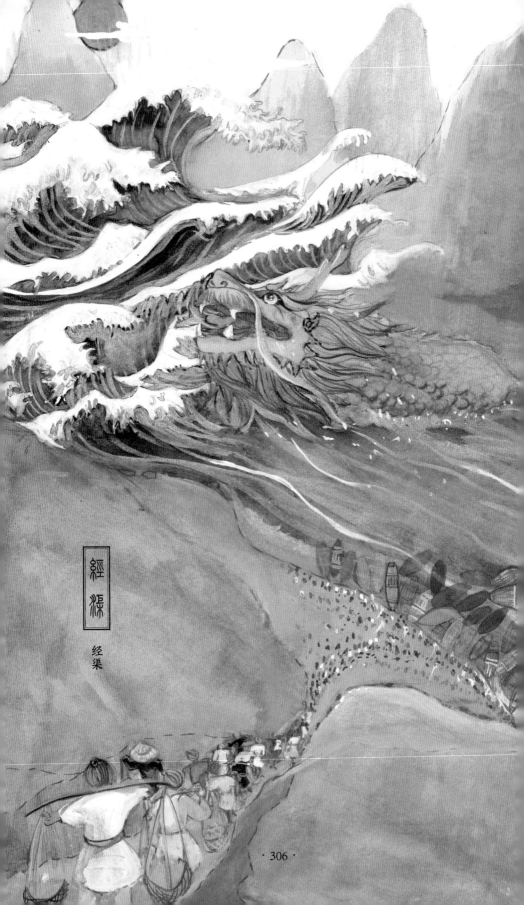

经渠

题画小诗

白浪山涌，高热正邪交争；
神兽镇水，以象泻热之用。
万民引洪，此穴可调虚实；
色做金白，正是肺经之彩。

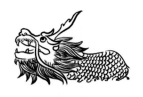

画中故事

经气所行，象示水在通畅的河道中流过，称为"经"。经渠为肺经经穴，属金。

这幅画上你最先看到的是不是那头昂首出水威风凛凛、金灿灿的神兽呢？传说战国时代李冰曾在都江堰中设置石兽来镇水，暴雨过后的洪水，又大又急，就像是高烧时发作的"热"，熬干了汗水，引发咳嗽，到处捣乱。不过因为有了水渠，肆虐的洪水才能导入堤坝，百姓也才能远离洪灾。

岸边的百姓、牲畜都推着土，滚着石头加固堤坝，岸边的渔船紧紧绑牢。形容水动而不居是为经，河道开凿而成渠。古时大夫说这里能"分洪入渠，泻热开瘀"。经渠穴可疏解寒热、胸满、散寒湿等。原来手腕上还有这样的"神兽"在帮你退烧。

穴名小解

经气如水流沟渠。分洪流入多渠，疏通水道。

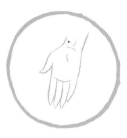

腕横纹上拇指一横指为桡骨茎突的高点，向内侧推至骨边有一凹窝，即是。

《针灸大成》："寸口动脉陷中。肺脉所行为经金。针入二分，留三呼，禁灸，灸伤神明。

"主疟寒热，胸背拘急，胸满膨，喉痹，掌中热，咳逆上气，伤寒，热病汗不出，暴痹喘促，心痛呕吐。"

中医典故

古人将经络腧穴比喻为溪或谷，小溪山谷流动的是风、是水、是看不见的气。即所谓"卫气所留止，邪气之所客也，针石缘而去之"。砭石针刺是重要的康复手段。

肺与咳嗽关联密切，不过可不仅仅肺会令人咳，五脏都有可能。《素问·咳论》中岐伯说："皮毛者，肺之合也。皮毛先受邪气，邪气以从其合也。其寒饮食入胃，从肺脉上至于肺，则肺寒，肺寒则外内合邪，因而客之，则为肺咳。五脏各以其时受病，非其时各传以与之。人与天地相参，故五脏各以治时，感于寒则受病，微则为咳，甚者为泄为痛。乘秋则肺先受邪，乘春则肝先受之，乘夏则心先受之，乘至阴则脾先受之，乘冬则肾先受之。"咳，常由皮肤毛发受寒引起，此后邪气游走，疾病传变，哪个季节与脏腑更相感，则更易生病。微感于寒表现为咳，更重则有泄泻、疼痛的症状。那怎么治疗呢？"治脏者治其俞，治腑者治其合，浮肿者治其经"。治五脏的咳，针刺相应脏腑五输穴的输穴；治六腑的咳，刺合穴；治咳伴浮肿者，刺经穴。不同的咳，各有一个治疗的开关。

《内经》伴读

《素问·六节藏象论》：“肺者，气之本，魄之处也。”

肺是气的根本，是藏魄的所在。

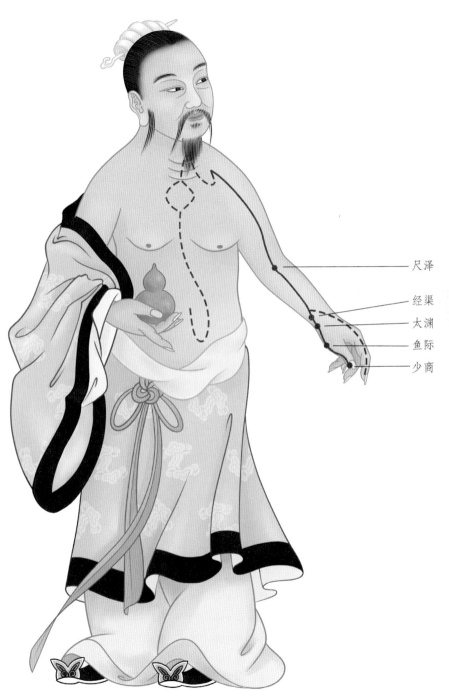

尺泽

经渠

太渊

鱼际

少商

手太阴肺经

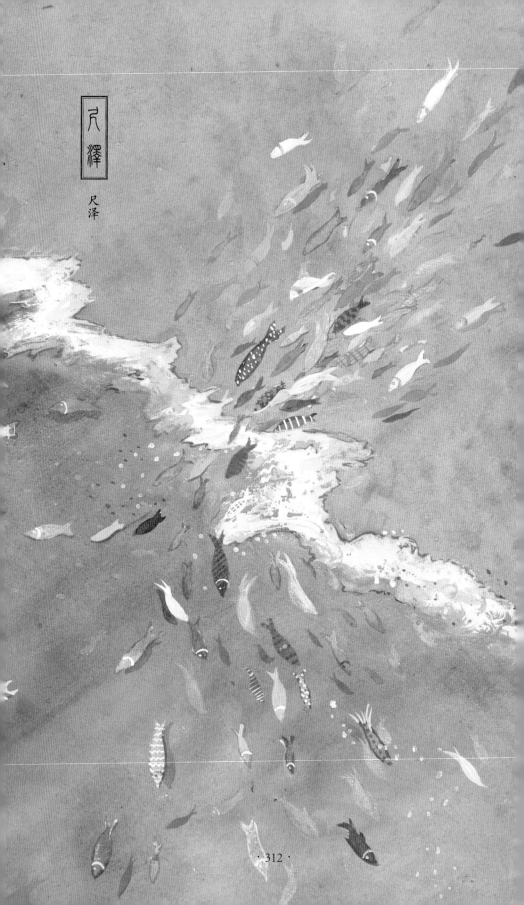

尺泽

尺泽

题画小诗

黄河之水，以应肺经在身；
鱼群贯海，以象尺泽常泻。
品类庞杂，以象治症繁多；
正当入海，即是合穴之意。

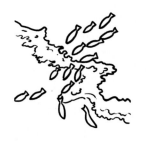

画中故事

经气充盛，由此深入，汇合于脏腑，象示百川汇合入海，称为"合"。尺泽为肺经合穴，属水。

画上有很多小鱼，它们在干嘛呢？

这可要从一条大河讲起，中国的母亲河黄河，发源于青藏高原，一路上弯弯曲曲，经过了好多省份，夹带了好多的泥沙。古人常说"黄河斗水，泥居其七"，怪不得水色暗黄。画中河海交界对峙，象征穴位属水。入海之势，寓意"所入为合"。

画面右侧的黄河浩浩荡荡，当它冲进渤海的时候，河与海之间有一道明显的分界线，一半黄、一半蓝，大鱼小鱼你挤着我，我挤着你，争先恐后从窄窄的黄河口入海。你再看画面左侧已经游进大海里的鱼，是不是都更欢快、更舒畅、更自由了？

我们手臂上就有这样的入海口，它叫"尺泽"，肺藏气，山泽又通气，故名。中医常用这里疏泄淤塞，就像疏导"堵车"的小鱼一样。五彩斑斓的小鱼代表多而杂的病症，尺泽这个入海口治症颇多。

穴名小解

手腕横纹后一寸为关，关至肘横纹为尺。泽，水聚之地，又能泻水以绝涨水之患。

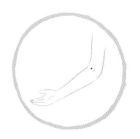

肘部稍弯，肘窝正中有一条粗大筋腱，其外侧，
且在肘弯横纹上凹陷处，按压有酸胀感即是。

《针灸大成》："肘中约纹上，动脉中，屈肘横纹，筋骨罅陷中。手太阴肺脉所入为合水，肺实泻之。针三分，留三呼，灸五壮。

"主肩臂痛，汗出中风，小便数，善嚏，悲哭，寒热风痹，臑肘挛，手臂不举，喉痹，上气呕吐，口干，咳嗽唾浊，痎（读如'皆'）疟（意为隔日发作的疟疾），四肢暴肿，心疼臂寒，短气，肺膨胀，心烦闷，少气，劳热，喘满，腰脊强痛，小儿慢惊风。"

中医典故

古人把身上的经脉比喻为河流，肺经就对应黄河。肺在五脏中，其位最高，又名"华盖"，如同心神君主的大伞。"君不见，黄河之水天上来"和肺主肃降，与水之上源颇为吻合。据传，"河出图"中的河，除了黄河外，还有解读为"银河"的，与肺相较，就更有互参的妙处了。

尺泽属水，为金之子，可用泻法。《素问·三部九候论》说："度其形之肥瘦，以调其气之虚实，实则泻之，虚则补之。必先去其血脉而后调之，无问其病，以平为期。"诊病要了解它的正气虚实，以补泻调气的虚实，五脏气血平和才是最终目的。

《内经》伴读

《素问·五藏生成》："肺之合皮也，其荣毛也，其主心也。"

肺脏的外合是皮肤，它外荣于毛，制约肺脏的是心。

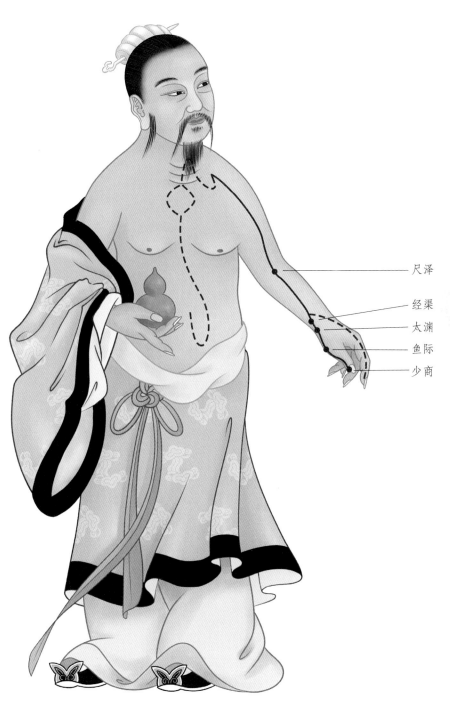

尺泽

经渠

太渊

鱼际

少商

手太阴肺经

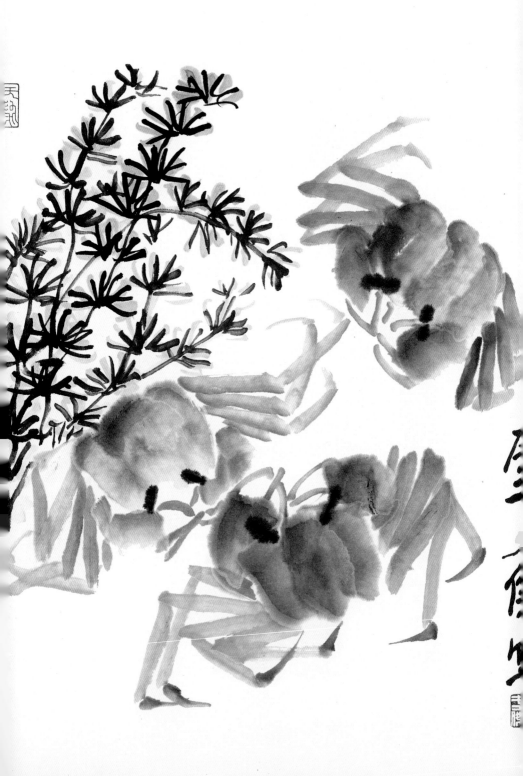

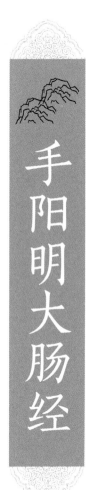

手阳明大肠经

夜　色

[明]李梴

商阳茆屋二三间，
合谷阳溪第几湾。
九曲池边云影淡，
满天星斗浴波澜。

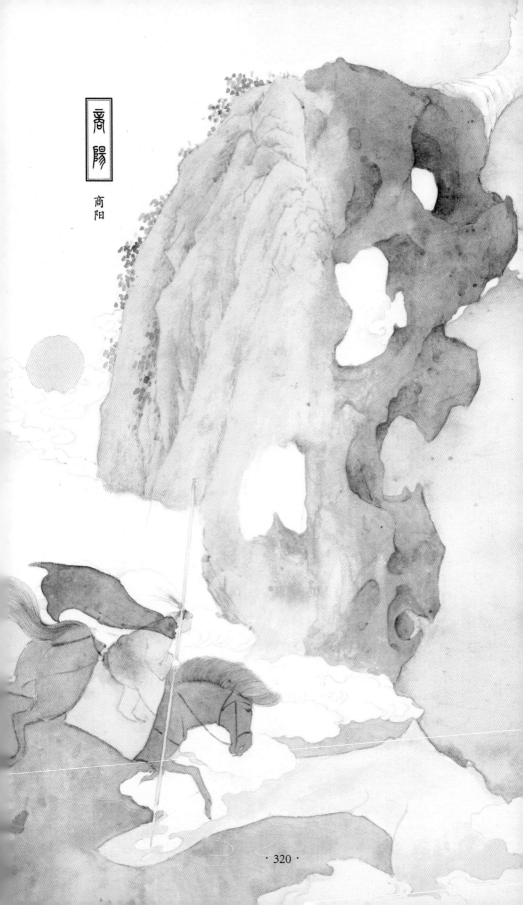

商陽

商阳

题画小诗

阴阳原是山形，
日升月息分明。
红袍纵马如风，
喉痹银枪刺解。

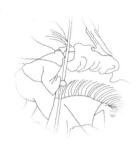

画中故事

经气所出，象示水的源头，称为"井"。商阳为大肠经井穴，属金。

从肺经"少商"飞渡到大肠经"商阳"，由肺经行到大肠经，如清金转化为燥金，像清秋转换至深秋，像从月影下的太湖石畔转到了阳光中的小山之南。古有南北太湖石之说，南太湖石取自苏州，清秀玲珑；北太湖石取自京郊房山，沉实浑厚，你能分辨出这两种石材吗？

这石身上似乎浮现出病人咽痛的侧影，山路中，马背上的太医心急如焚，正快马加鞭地赶路，披风横飞，攥着金枪的手似乎都布满汗水，他又要奔向哪里呢？

医谚有"走马看咽喉"之说，喉咙肿痛非常紧急，商阳穴、少商穴，并称"二商"，针刺效果立竿见影。画中金枪所刺的地方正是一只巨大手掌的商阳穴。

"阳"字，左边耳刀旁，甲骨文画成一级级台阶，意为通向高山有阶梯可循；右边，是日头及其下不断扰动的热气。"阴"字右半边，"画"着浓密的黑云，下面一只不停鸣叫的小鸟，好像在告诉同伴"雨来啦！""阴阳"二字原本就离不开山的南北坡形象。

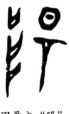

甲骨文"陽"

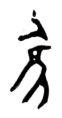

甲骨文"陰"

穴名小解

肺属阴金，大肠属阳金，由阴转阳，且金在五音为商。

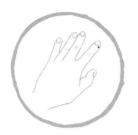

食指指甲角。

《针灸大成》："一名绝阳。手大指次指内侧，去爪甲角如韭叶。手阳明大肠脉所出为井金。《铜人》灸三壮，针一分，留一呼。

"主胸中气满，喘咳支肿，热病汗不出，耳鸣聋，寒热痎（读如'皆'）疟（意为隔日发作的疟疾），口干，颐颔肿，齿痛，恶寒，肩背急相引缺盆中痛，目青盲，灸三壮，左取右，右取左，如食顷立已。"

注：支肿，胸内闷胀，似有物支撑之状。青盲，眼本无异，瞳子黑白不分，直不视物耳。

中医典故

人究竟有没有阴阳面呢？

当然有。人四肢抱紧，背朝外，就是阳面；包在里面的肚子，就是阴面。脏腑里面也有阴阳，五脏的心、肝、脾、肺、肾就属阴；六腑的胆、胃、大肠、小肠、膀胱、三焦就属阳。

再要细分，《素问·金匮真言论》说："故背为阳，阳中之阳，心也；背为阳，阳中之阴，肺也；腹为阴，阴中之阴，肾也，阴中之阳，肝也；腹为阴，阴中之至阴，脾也。"脾为从阴转阳，在心肺之下，肝肾之上，所以称至阴。

肺与大肠互为表里：手太阴肺经辛金，手阳明大肠经庚金。

肺为阴脏，大肠为阳腑。同秉大气中金气而生。庚辛者，分别为金气的阳性、阴性之称。金气有收敛作用。肺经金气的收敛作用，由上而下，大肠经金气的收敛作用自下而上，以成一圆运动。手者，肺经自胸走手，络大肠，主降。大肠经自手走头，络肺，主升。太阴阳明者，太阴湿土，阳明燥金。大肠经秉阳金之气，肺经秉阴金之气，兼秉阴土之气。

《内经》伴读

《灵枢·经水》："手阳明外合于江水，内属于大肠。"

大肠经外合于长江，内联属大肠。

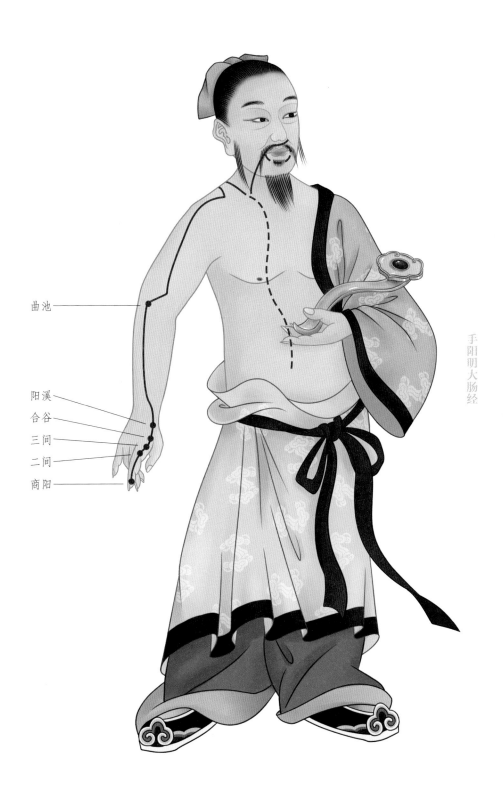

曲池

阳溪
合谷
三间
二间
商阳

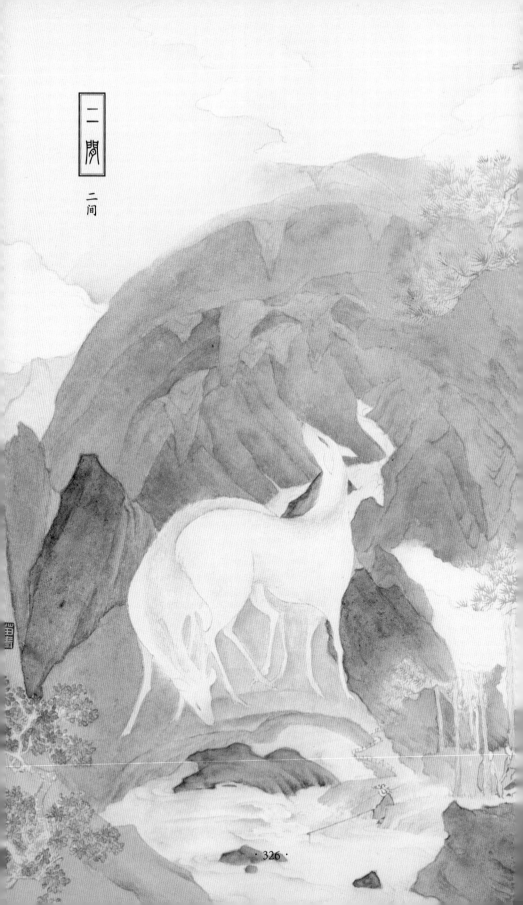

二閒

二间

题画小诗

呦呦鹿鸣，求其友声而成贰。

云影在泉，倏忽万境落指间。

九曲流觞，解畅柔肠百千结。

露凝霜穴，钓月惟凭清净身。

画中故事

经气所溜，象示刚出的泉水微流，称为"荥"。二间为大肠经荥穴，属水。

转过了商阳山，经过一天的狂奔，已是黄昏，晓月初升。月光似乎为双鹿披上了一层寒霜，潺潺的溪水轻盈流动，甘甜又清凉。岸边松林中，有一群人怡然垂钓，享受这秋日戏鱼之乐。

五指并拢时，拇指自然一贴，指尖儿处即是二间穴。二间穴为荥穴，属水，性寒，有解热的功效。中医说"荥主身热"，就像太阳下干旱的土地、枯竭的河床迎来了融化的雪水，也滋润着人们因热而干裂的嘴唇、蜡黄的眼睛、燥热的肠胃。属于荥穴的二间正具有这样的功用。

穴名小解

指骨第二节后间隙。

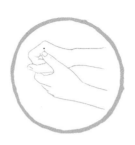

食指第二节桡侧皮肤皱褶顶点小凹窝。

《针灸大成》："一名间谷。食指本节前内侧陷中。

手阳明大肠脉所溜为荥水。大肠实泻之。《铜人》针三分，留六呼，灸三壮。

"主喉痹，颔肿，肩背痛，振寒，鼻鼽（读如'求'，意为鼻子堵塞不通）衄（nǜ，意为鼻孔出血，也泛指五官和肌肤等出血）血，多惊，齿痛，目黄，口干，口㖞（读如'歪'，意为嘴歪），急食不通，伤寒水结。"

注：水结，即水结胸证。常见心下怔忡。

中医典故

数字有奇、偶之分，根据《易经》理论，古人把一到十分为生数和成数，一二三四五是生数，六七八九十是成数。依次有水、火、木、金、土五行属性，即"天一生水，地六成之；地二生火，天七成之；天三生木，地八成之；地四生金，天九成之；天五生土，地十成之"。数字中似乎蕴藏了生化的奥秘，生命条件以水源为首，古今皆是。

《素问·三部九候论》谈到："天地之至数始于一，终于九焉。一者天，二者地，三者人，因而三之，三三者九，以应九野。故人有三部，部有三候，以决死生，以处百病，以调虚实，而除邪疾。何谓三部？有下部、有中部、有上部，部各有三候。三候者，有天、有地、有人也。必指而导之，乃以为真。"

天地的数开始于一，终极于九。一是阳数，对应着天；二是阴数，对应着地；人生天地之间，所以三来对应人，天地人合而为三，三三为九，对应着九州大地。人有上中下三部，指的是头、胸腹和腿足，每部还能再分，据此形成了中医诊断的三部九候，传统中医的复杂诊断要从头到脚都摸遍，据此进行分析判断才能得出结论。

《内经》伴读

《素问·四气调神大论》："秋三月，此谓容平。天气以急，地气以明。早卧早起，与鸡俱兴。"

说秋季三个月，名曰容平，自然万物成熟而平定收敛。此时天高风急，地气清肃，人应该早睡早起，鸡鸣即起。

曲池

阳溪
合谷
三间
二间
商阳

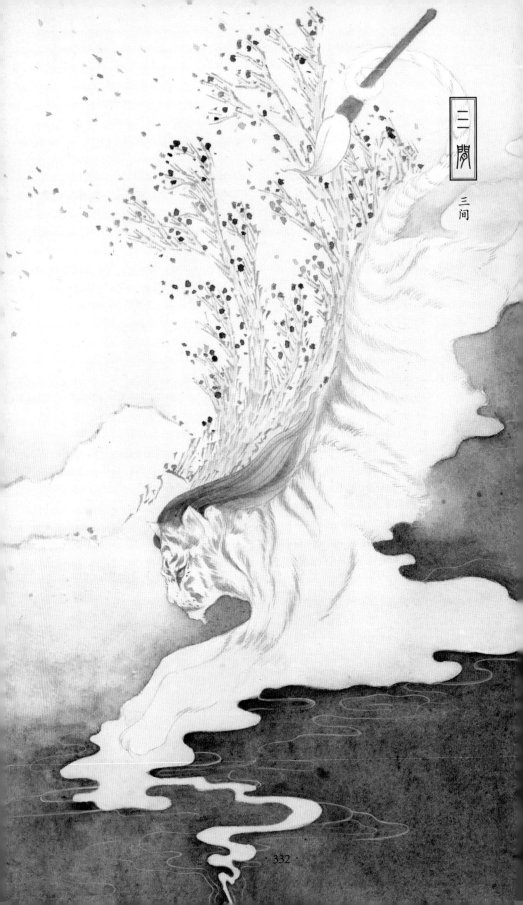

题画小诗

白虎分光气肃杀，
落木金秋半已收。
啸吼嘶风走群星，
奎娄昂毕参雪霜。

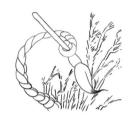

画中故事

经气所注，象示水流由浅入深，称为"输"。三间为大肠经输穴，属木。

你看这幅小画，虎影如烟、似雾，又温润如风，风吹得虎背后的丛林树影婆娑，落叶飞荡。中医讲木性温通，这游走的风似乎吹醒了整座森林。虎尾如笔，墨迹过处，三株小树，跃然而出。"三生万物"，像不像这自然之气，催生了万物呢？

"三"字古做"参"，音深，就是白虎七宿中的参宿，即猎户座三星，成一线，冬天夜晚可见，很亮。《诗经》里有一首关于婚姻的诗："绸缪束薪，三星在天；绸缪束刍，三星在隅。绸缪束楚，三星在户。"男女婚事常言及薪，因古代常在黄昏之后举行婚礼，需要燃薪照明，后来"束薪"成为婚姻礼俗之一。

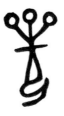

金文"参"

古人划分天空二十八宿，分为东、南、西、北四宫，每宫各有七宿。日、月、五星不时停留其中。将各宫所属七宿连缀想象为一种动物，这就是"天之四灵"。西方为白虎，五行属金，大肠与肺为表里，同属金。与东方青龙、南方朱雀、北方玄武一道"以正四方"。

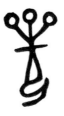

图解五输穴

"一二三"每一个数字都是一幅画：一横分出天地，二字呢是美丽的双鹿，三字是参宿在夜空闪烁……

观星造字，由星参悟，这是古人在天地间的乐趣和胸襟，蕴藏着古人的智慧。

穴名小解

指骨第三节后间隙。三，通"参"，西方白虎七宿中的"参宿"，也通金气。

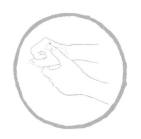

微握拳，食指桡侧，指掌关节后的凹窝里。
另一手拇指朝骨节方向推可感觉到。可直通劳宫。

《针灸大成》："一名少谷。食指本节后内侧陷中。手阳明大肠脉所注为俞木。《铜人》针三分，留三呼，灸三壮。

"主喉痹，咽中如梗，下齿龋痛，嗜卧，胸腹满，肠鸣洞泄，寒热疟，唇焦口干，气喘，目眦急痛，吐舌，戾颈，喜惊多唾，急食不通，伤寒气热，身寒结水。

"东垣曰：'气在于臂足取之，先去血脉，后深取手阳明之荥俞二间、三间。'"

注：洞泄，症见泻下如水，完谷不化。戾颈，颈部突然疼痛，活动受限。去血脉，针刺泄血而达到疏通血脉的目的。

中医典故

明代医家李梴描述"两井两商二三间，手上诸风得其所"，少商、商阳、二间、三间，都可以让"风"找到归宿，能泻热消肿。《灵枢·顺气一日分为四时》说："病时间时甚者，取之输。"时轻时重的痛就用输穴；《难经·六十八难》说"输主体重节痛"，身体沉关节疼也用输穴。

《灵枢·九针论》说："九针者，天地之大数也，始于一而终于九。故曰：一以法天，二以法地，三以法人，四以法时，五以法音，六以法律，七以法星，八以法风，九以法野。"

九种针，也有文化内涵。九个数，对应了天一、地二、人三，四时（春、夏、秋、冬），五音（宫、商、角、徵、羽），六律（阳律之黄钟、太簇、姑洗、蕤宾、夷则、无射，阴律之大吕、夹钟、仲吕、林钟、南吕、应钟），七应北斗七星，四方四隅之风对应八，中华大地上的九州九野对应九。

这小小的一枚针，可以被孙悟空藏在耳朵里，也可以涵盖一个古老的文明。

《内经》伴读

《素问·四气调神大论》："秋三月……使志安宁，以缓秋刑，收敛神气，使秋气平，无外其志，使肺气清。"

秋季之时人应该安神定志，减缓秋季肃杀之气对人的

影响，收敛神气，适应秋天容平之象，不使神思外驰，以
保持肺气的清肃功能。

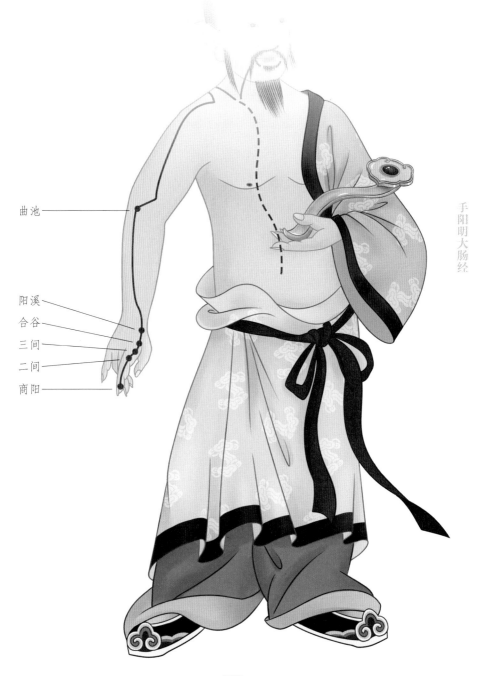

曲池

阳溪
合谷
三间
二间
商阳

手阳明大肠经

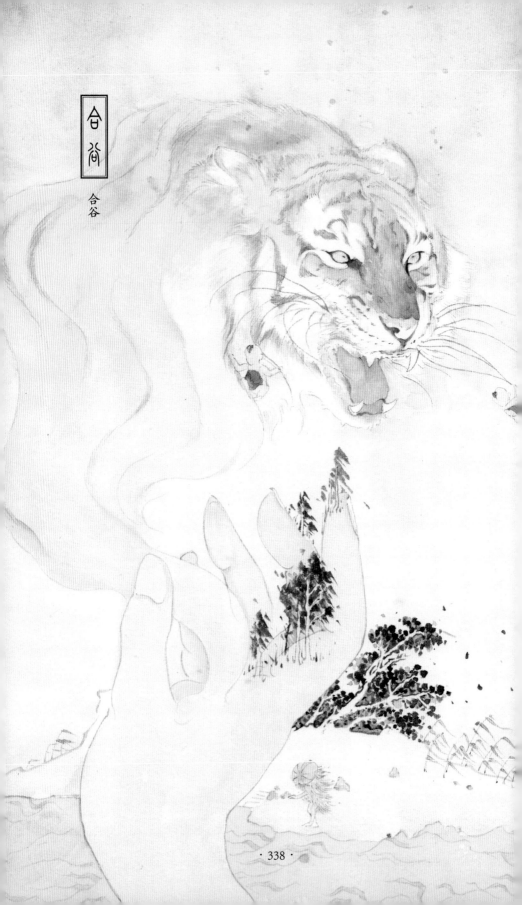

合谷

合谷

题画小诗

一声虎啸震林中，
顷刻波涌木欲倾。
掌中开合风聚散，
气动周流遍全身。

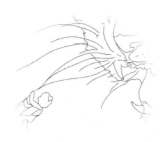

画中故事

合谷是本条经脉的原穴，原即本源、原气之意，是脏腑原气经过和留止的部位。十二经脉在四肢各有一原穴，又名"十二原"。《难经·六十六难》言："五脏六腑之有病者，取其原也。"

小山如手，大手如山，"白大虫"之后，又现老虎影。怪不得背后一阵凉气，处处虎虎生风。此处称作合谷，两山相夹，形成一座山包；两山分开，又是一座深谷。拇指贴紧食指一侧，两指间肌肉隆起的最高点即是，俗称虎口。

景阳冈的老虎出场是如此风声鹤唳："无形无影透人怀，四季能吹万物开。就树撮将黄叶去，入山推出白云来。"原来但凡世上云生从龙，风生从虎。画中这虎，吊睛白额，鼻稍前探，血口微张，真是"虎来扑人似山倒，人去迎虎如岩倾"。这山岩合谷就是老虎发威的地方呢。虎须上倒是轻松得多，两个小娃娃，毫无惧怕，在抓着胡子荡秋千！

穴名小解

能开合，张开成谷，合拢成山，肉之大会为"谷"。

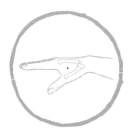

另一手拇指指横纹对准虎口指蹼边沿，拇指尖下压即点在穴上。

图解五输穴

《针灸大成》："一名虎口。手大指次指歧骨间陷中。手阳明大肠脉所过为原。虚实皆拔之。《铜人》针三分，留六呼，灸三壮。

"主伤寒大渴，脉浮在表，发热恶寒，头痛脊强，无汗，寒热疟，鼻衄（nǜ，意为鼻孔出血，也泛指五官和肌肤等出血）不止，热病汗不出，目视不明，生白翳（读如'意'，意为眼球上生的障蔽视线的白膜），下齿龋，耳聋，喉痹，面肿，唇吻不收，喑（读如'音'，意为嗓子哑，不能出声）不能言，口噤不开，偏风，风疹，痂疥，偏正头痛，腰脊内引痛，小儿单乳鹅。"

中医典故

合谷中的风在养精蓄锐，一按就给它加了油，从这里一路狂奔，扫荡着病痛的尘埃。

《四总穴歌》说"面口合谷收"，脸上肿、嘴巴合不拢、牙疼甚至说不出话，都能取合谷外治，它是大肠经循行所过之处；有时候风还能吹进肚子里，让难产的妈妈们顺利生出宝宝呢！不过，准妈妈们可不要轻易按摩。

更有合谷能催汗，民国医家高式国治疗一位重感冒患者，冷得战栗却无法出汗，取合谷"针甫下，战立止，稍捻转，汗大出。言语正常，少时安睡，次日能食"。

之后高式国说自己"愈信针道之妙"。汗不出似水不流，是因为没有"风"，治肿必治水，治水必治气，所以取合谷是也。

马丹阳天星十二穴治杂病歌

合谷在虎口，两指歧骨间。

头疼并面肿，疟病热还寒。

齿龋鼻衄血，口噤不开言。

针入五分深，令人即便安。

顺着合谷到食指尖商阳的方向，用指肚推，这是泻法，可以清热通便；反方向推，是补法，专门止泻。同样一穴，能治症状相反的病，不可思议吧？

针，并非全部直刺入皮肤，针与经脉走向形成一定的夹角，针尖顺着经脉循行方向，进针转捻叫"随"，也就是补法；逆向即叫作"迎"，也就是泻法。

怎么样把你身上的气调平和呢？《灵枢·终始》说："泻者迎之，补者随之，知迎知随，气可令和。"要知道"大河"的方向，要注意选择针刺的手法。

《内经》伴读

《素问·灵兰秘典论》："大肠者，传道之官，变化出焉。"

大肠是传导之官，它能通过传送食物的糟粕，使其转化为粪便排出。

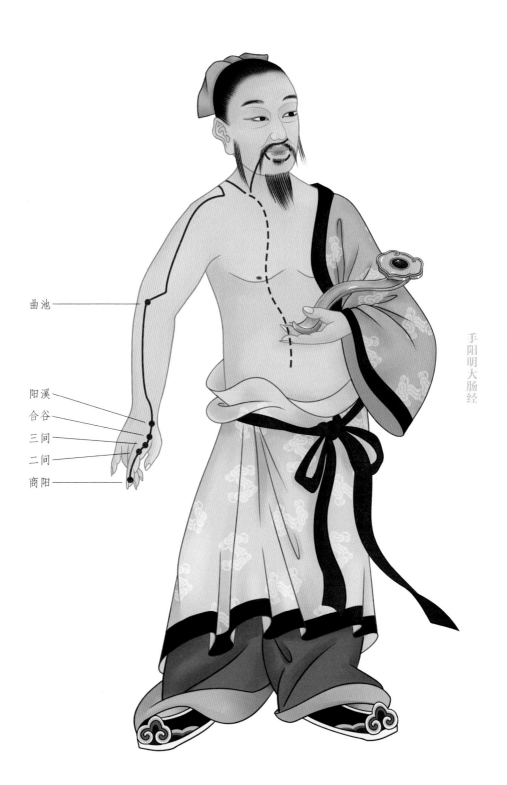

曲池

阳溪
合谷
三间
二间
商阳

手阳明大肠经

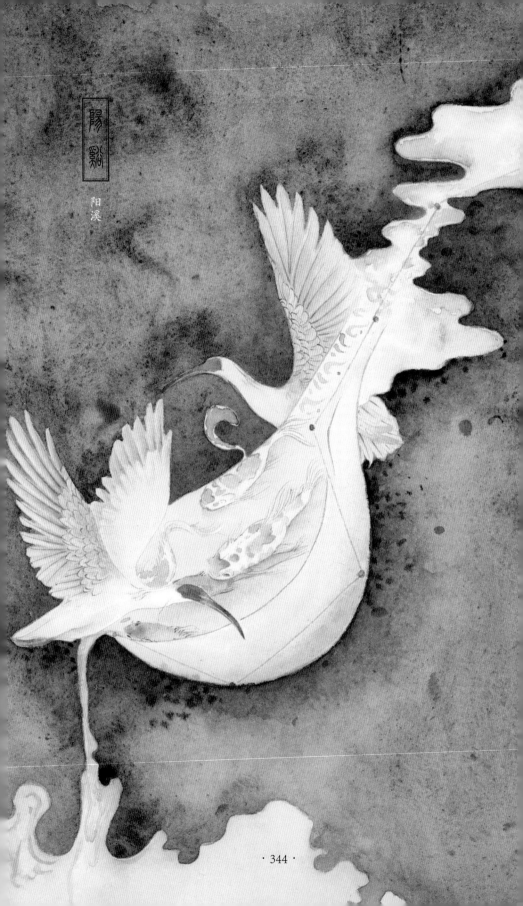

阳溪

· 344 ·

题画小诗

北斗银河水涟涟，
阳焰逐鱼鸟飞还。
依天转动璇玑路，
红满霜天暖秋寒。

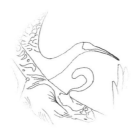

画中故事

经气所行，象示水在通畅的河道中流过，称为"经"。阳溪为大肠经经穴，属火。

《会元针灸学》里解释说："小水沟而伏阳气，故名阳溪。"大凡溪、谷、渊、泉、池、海之名，其部位大都在凹陷、间隙处。溪、谷在中医里都是穴位的代称，"肉之大会为谷，肉之小会为溪"，人的身体似乎就是一片青山绿水。

星宿互动，天上的银河也按捺不住，向下奔涌。这明亮的阳溪怎么像个勺子啊？

原来这画的就是北斗七星，它由天枢、天璇、天玑、天权、玉衡、开阳、摇光七颗星组成，因七星曲折如斗，故而得名。北斗七星是属于紫微垣的一个星官。"勺子"头上的四颗星天枢、天璇、天玑、天权又被称作"魁"，形体大，排位又靠前的意思。阳溪又名中魁，是大肠经阳气推动升发的魁首。

阳溪属火，你看温热有光的溪水，载着火红的锦鲤、朱鹮，它们可都是阳气的象征，随着北斗降落，就如同阳溪清热的功效。当书读得厌倦了，揉揉阳溪，可以清泻心中烦恼，脑海清凉。

穴名小解

阳明经的小溪，肉之小会为"溪"。

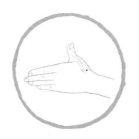

翘起拇指，手腕桡侧出现三角形凹窝，居中即是。

《针灸大成》："一名中魁。腕中上侧两筋间陷中。手阳明大肠脉所行为经火。《铜人》针三分，留七呼，灸三壮。

"主狂言喜笑见鬼，热病烦心，目风赤烂有翳（读如'意'，意为眼球上生的障蔽视线的白膜），厥逆头痛，胸满不得息，寒热疟疾，寒嗽呕沫，喉痹，耳鸣，耳聋，惊掣，肘臂不举，痂疥。"

注：厥逆头痛，因头痛而四肢厥冷。惊掣，因惊吓引起的抽搐。

中医典故

《灵枢·顺气一日分为四时》说："病在藏者，取之井；病变于色者，取之荥；病时间时甚者，取之输；病变于音者，取之经。经满而血者，病在胃；及以饮食不节得病者，取之于合，故命曰味主合。是谓五变也。"

疾病发生在内脏，邪气深，治疗要取井穴；疾病出现面色变化，治疗要取荥穴；疾病时轻时重，治疗要取输穴；疾病出现声音变化，治疗要取经穴；经脉盛满而有瘀血的情况，疾病发生在胃，以及由于饮食不节所生病变，治疗要取合穴，这些疾病都与饮食五味有关，所以称为味主合穴。

这就是五变，能用五输穴针刺治疗。

《内经》伴读

《素问·异法方宜论》："西方者，金玉之域，沙石之处，天地之所收引也。其民陵居而多风，水土刚强。"

西方地区，多山之旷野，遍地沙石，盛产金属玉石，天地有一种收敛的现象。民众依山陵而居，其地多风，水土性刚强。

曲池

阳溪
合谷
三间
二间
商阳

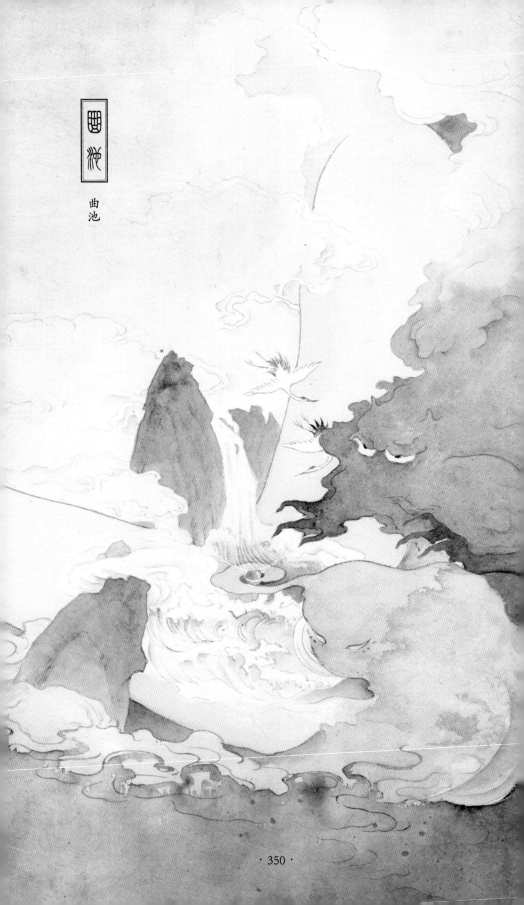

曲池

题画小诗

一池秋水吹不皱，
八风挽作肘间弓。
宝珠凌空经沧海，
曲尽云涯是烟波。

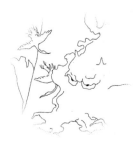

画中故事

经气充盛，由此深入，汇合于脏腑，象示百川汇合入海，称为"合"。曲池为大肠经合穴，属土。

"停水曰池"，手肘屈曲处有凹陷，形似浅池，故名曲池穴。

你看云气掩映中，好像一条手臂弯在画中，一池静水停留其上。

四周山峦密布，各方风神都聚拢过来，虎视眈眈，正如《西游记》所描绘的，真是"冷冷飕飕天地变，无影无形黄沙旋。穿林折岭倒松梅，播土扬尘崩岭坫"，可谓"盘古至今曾见风，不似这风来不善"。他们盯着的似乎是一颗晶莹红润的宝珠，又叫定风丹，那是驱散风神的宝贝。

恰如曲池穴，是治疗中风的大穴，不论是无法挽弓搭箭屈伸难，还是头中项后中贼风，都能驱散出去。它还能疏解大肠经中的邪气瘀血。

《灵枢·官能》说邪气"入于中者，从合泻之"，合穴泻法、灸法较多用。大肠经多血又多气，盛满无比。曲池属土，湿气重，调此可达平和。

穴名小解

屈肘弯曲，穴窝如池。

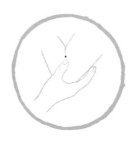

肘桡侧横纹尽头的凹窝，屈肘方显现。

《针灸大成》："肘外辅骨，屈肘横纹头陷中，以手拱胸取之。手阳明大肠脉所入为合土。《素注》针五分，留七呼。《铜人》针七分，得气先泻后补，灸三壮。《明堂》日灸七壮，至二百壮，且停十余日，更灸止二百壮。

"主绕踝风，手臂红肿，肘中痛，偏风，半身不遂，恶风邪气，泣出喜忘，风瘾疹，喉痹不能言，胸中烦满，臂膊疼痛，筋缓捉物不得，挽弓不开，屈伸难，风痹，肘细无力，伤寒余热不尽，皮肤干燥，瘈疭（读如'赤纵'，意为惊风，痫病，亦泛指手足痉挛）癫疾，举体痛痒如虫啮，皮脱作疮，皮肤痂疥，妇人经脉不通。"

中医典故

这被古人如躲箭矢一般躲避的风，都有名字吗？有！四方四隅，风不同名。

《灵枢·九宫八风》记载："风从南方来，名曰大弱风，其伤人也，内舍于心，外在于脉，气主热。风从西南方来，名曰谋风，其伤人也，内舍于脾，外在于肌，其气主为弱。

风从西方来，名曰刚风，其伤人也，内舍于肺，外在于皮肤，其气主为燥。风从西北方来，名曰折风，其伤人也，内舍于小肠，外在于手太阳脉，脉绝则溢，脉闭则结不通，善暴死。风从北方来，名曰大刚风，其伤人也，内舍于肾，外在于骨与肩背之膂筋，其气主为寒也。风从东北方来，名曰凶风，其伤人也，内舍于大肠，外在于两胁腋骨下及肢节。风从东方来，名曰婴兀风，其伤人也，内舍于肝，外在于筋纽，其气主为身湿。风从东南方来，名曰弱风，其伤人也，内舍于胃，外在肌肉，其气主体重。"

北方气寒风烈，吹来"大刚风"，肾脏、膀胱、骨头、肩背容易受伤。东北方吹来"凶风"，要猎杀新苗一般，伤害人的大肠、两胁；东方是风出生的地方，叫"婴儿风"，肝胆、筋就易受伤；东南风气暖风柔，叫"弱风"，胃容易受病，所以身重肉沉；热极了的南方吹来"大弱风"，心、心包和脉都要小心。西南风来时，已是立秋，暑气还盛，凉气渐来，好像预谋好的一般，就叫"谋风"，脾脏容易受病；西方吹来强劲的"刚风"，肺、皮肤易受邪；西北风，有西方的肃杀，北方的凛冽，最为伤人，叫"折风"，小肠受伤，暴病易生。你看，有这么多种类繁多的风！

《内经》伴读

《素问·异法方宜论》："西方者……其民不衣而褐荐，其民华食而脂肥。故邪不能伤其形体，其病生于内，其治宜毒药。"

西方的居民不穿丝绵衣物，穿麻衣粗布、睡草席，饮食都是鲜美酥酪骨肉食之类，因此体肥，外邪不容易侵犯他们的形体，生病多为内伤，宜用药物治疗。

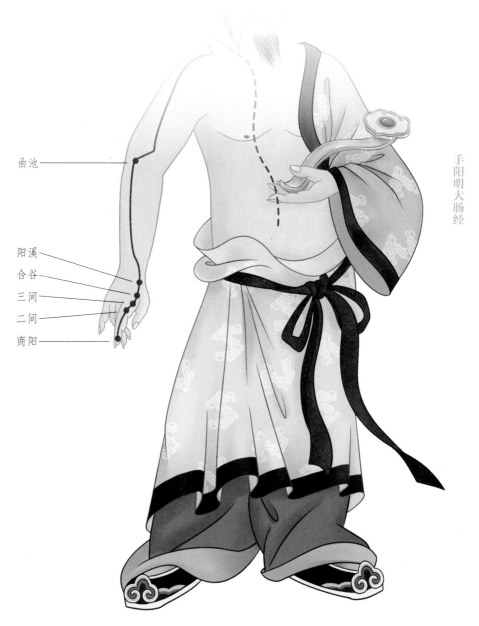

曲池

阳溪
合谷
三间
二间
商阳

手阳明大肠经

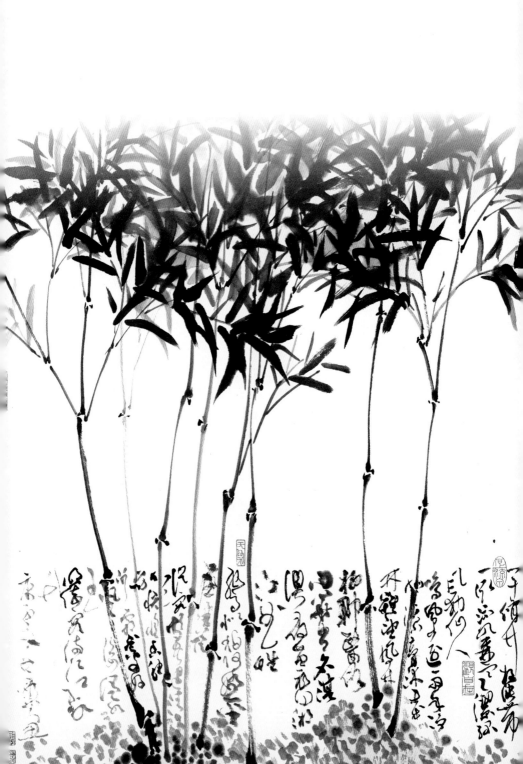

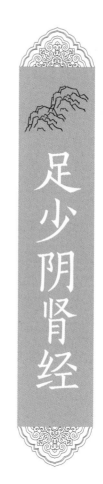

足少阴肾经

远　眺

[明]李梴

秋高闲眺涌泉边，
然谷太溪豁眼帘。
复溜一帆阴谷去，
江山览胜碧连天。

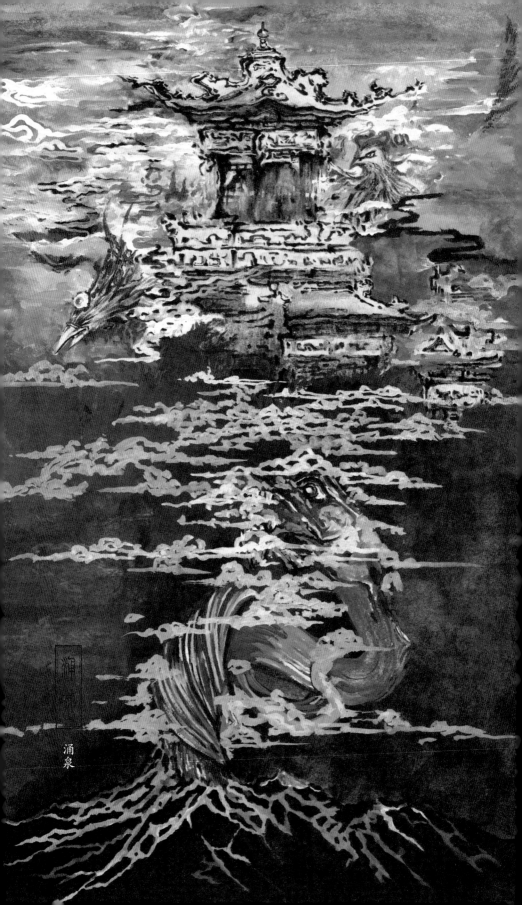

涌泉

题画小诗

火凤冲霄，头胸热郁难消；

地冲水龙，涌泉能解虚火。

肾为水脏，清凉从此生发；

水火气交，一身始得安泰。

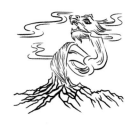

画中故事

经气所出，象示水的源头，称为"井"。涌泉为肾经井穴，属木。

你看这黑底色画面里，大地咔嚓嚓裂开，轰隆隆作响，突然从地底冲出一条银白色的水龙，它要去哪里呢？天宫在着火啊！水龙冲向热浪肆虐的火凤凰。

这里是足少阴肾经的起点，名叫"涌泉"，又叫"地冲"。

"涌"是水字旁加右侧一个"甬"。一个说法是，"甬"就是倒悬着的大钟。浙江的"甬山"也是因为山如钟形且有泉涌出才得名，流下来的水汇集而成"甬江"。另一说呢，"甬"是木桶，握着柄向上提就是"甬"，如果加上足字旁呢，就是踊跃的"踊"字，踮起脚跟的意思；加上水字旁呢，就是涌泉的"涌"，水向上鼓，从石缝冒出来的就是"泉"。

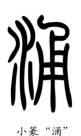

小篆"涌"

穴名小解

涌出泉来。

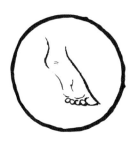

足心前凹窝中。

《针灸大成》："一名地冲。足心陷中，屈足卷指宛宛中，白肉际，跪取之。足少阴肾脉所出为井木。实则泻之。《铜人》针五分，无令出血，灸三壮。《明堂》灸不及针。《素注》针三分，留三呼。

"主尸厥，面黑如炭色。咳吐有血，渴而喘，坐欲起，目𥊍𥊍无所见，善恐，惕惕如人将捕之，舌干咽肿，上气嗌（读如'益'，意为咽喉）干，烦心，心痛，黄疸，肠澼，股内后廉痛，痿厥，嗜卧，善悲欠，小腹急痛，泄而下重，足胫寒而逆，腰痛，大便难，心中结热，风疹，风痫，心病饥不嗜食，咳嗽身热，喉闭舌急失音，卒心痛，喉痹，胸胁满闷，头痛目眩，五指端尽痛，足不践地，足下热，男子如蛊，女子如娠，妇人无子，转胞不得尿。

"《千金翼》云：'主喜喘，脊胁相引，忽忽喜忘，阴痹，腹胀，腰痛，不欲食，喘逆，足下冷至膝，咽中痛不可纳食，喑不能言，小便不利，小腹痛，风入肠中，癫病，侠脐痛，鼻衄（nǜ，意为鼻孔出血，也泛指五官和肌肤等出血）不止，五疝，热病先腰痠（读如"酸"，同"酸"）、喜渴数引饮，身项痛而寒且痠，足热不欲言，头痛癫癫然，少气，寒厥，霍乱转筋，肾积贲豚。'

足少阴肾经

"汉，济北王阿母，病患热厥，足热，淳于意刺足心，立愈。"

中医典故

"涌泉"在身体最低的位置，却把"泉水"送到上焦、肺、头顶，送去一份清凉；把虚火引到腿、脚、足心，藏住一片温热，这是补水藏精之功，让心肾相交，潜阳以安神。

《灵枢·终始》中说："病在上者下取之；病在下者高取之；病在头者取之足；病在腰者取之腘。"涌泉就是"病在上者下取之"的典范。

心属火，性燥，得肝风则烟焰起，致生惊悸，补肾则水升火降，邪热无侵。肾水得平，心火不焚，自无惊矣。中医流传下来的"治惊不若补肾"的说法，就是此意。

"涌泉"这股泉水，好像天一之水由地下涌出，一直通到头顶上。

《素闻·六节脏象论》说肾"其华在发"，头发是泛起油亮的光泽，还是干枯如茅草？又说肾"开窍于耳"，耳朵能不能听得远，听得清？还有"其充在骨"，年纪大了，骨头是不是变脆而轻飘飘，不再像年轻人那样有弹性还有力气，可不是润发、助听、补钙这么简单。

从治病求本都需要肾脏来滋润，用"涌泉"之水来悉心浇灌。

《内经》伴读

《灵枢·经水》："足少阴外合于汝水，内属于肾。"

肾经内联属肾脏，外合于"汝水"，出自河南梁县勉乡西天息山，即今河南嵩县的高陵山。

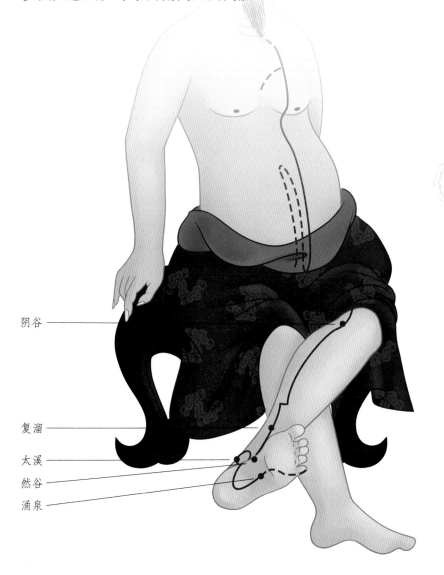

阴谷

复溜

太溪

然谷

涌泉

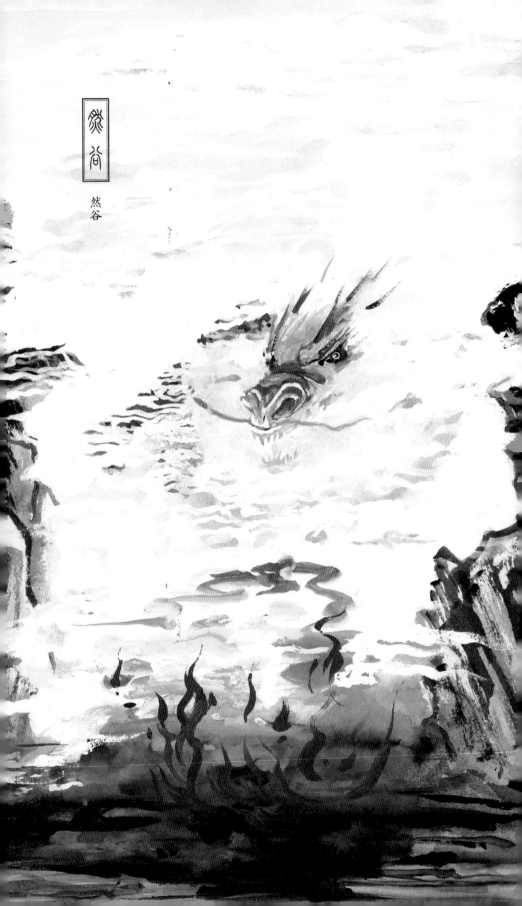

然谷

然谷

题画小诗

色做冥黑，以象肾经本色；
水中蕴热，以象然谷荥火。
龙拥红云，又名龙渊之穴；
蒸腾起雾，正善补益真阳。

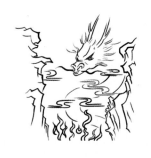

画中故事

经气所溜，象示刚出的泉水微流，称为"荥"。然谷为肾经荥穴，属火。

好威武的一条龙啊，涌泉中的水龙落回深渊，怎么水里也着火啊？

这里叫"龙渊"，它还叫"然谷"。"然"字的本义，就是燃烧。生命里的精华都封藏在肾水中，但这水，却不是冷冰冰的，而是很有活力的，就是因为水中还有一团"火"、一团热，一条龙。原来"然谷"寒冷的水底，有真龙潜藏，像被冰封住的火焰。

那些身体寒凉的症状都可以用然谷来补益火气、发动内热，但热而不浮，最有名的就是温暖孕育生命的子宫，就像把种子冰封起来就不能发芽，肚子里冷，就会影响到胚胎生长。

穴名小解

然骨，即舟骨。骨穴同名。然通燃，水渊中有真火。

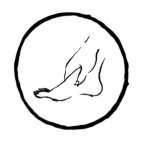

舟骨粗隆下方，内踝前下方。

《针灸大成》："一名龙渊。足内踝前起大骨下陷中。一云内踝前直下一寸，别于足太阴之郄，足少阴肾脉所溜为荥火。《铜人》灸三壮，针三分，留五呼，不宜见血，令人立饥欲食。刺足下布络，中脉，血不出为肿。

"主咽内肿，不能内唾，时不能出唾，心恐惧如人将捕，涎出喘呼少气，足跗（读如'夫'，意为脚背）肿不得履地，寒疝，小腹胀，上抢胸胁，咳唾血，喉痹，淋沥白浊，胻（读如'横'，意为小腿）酸不能久立，足一寒一热，舌纵，烦满，消渴，自汗，盗汗出，痿厥，洞泄，心痛如锥刺，坠堕恶血留内腹中，男子精泄，妇人无子，阴挺出，月事不调，阴痒，初生小儿脐风口噤。"

注：舌纵，舌伸出口外不能回缩口内之症。

中医典故

肾在五脏中主持全身水液，喘咳、身热可不仅仅是外感风寒。《素问·逆调论》说："夫不得卧，卧则喘者，是水气之客也。夫水者，循津液而流也，肾者，水脏，主津液，主卧与喘也。"你看，水气循津液流行的道路而流动，肾是水脏，主持津液，特别是喘咳不得卧，气上逆犯肺的，需要在肾中寻求帮助。

肾脏是阴和阳的交融，是水与火的合并，我们的身体是水与火共同推进而成长的，少不了雨水的滋润和阳光的温熙。所以我们经过的第一站就是涌出的泉水，第二站就是泉水中的真火了。

《内经》伴读

　　《素问·金匮真言论》："北方黑色，入通于肾，开窍于二阴，藏精于肾，故病在溪。"

　　北方黑色，与肾相应。肾开窍于二阴，精华藏在肾脏，发病多在四肢肘膝腕踝。

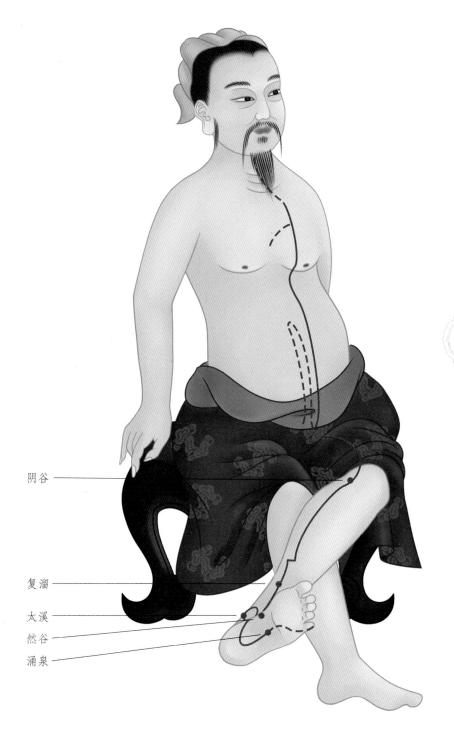

阴谷

复溜

太溪

然谷

涌泉

足少阴肾经

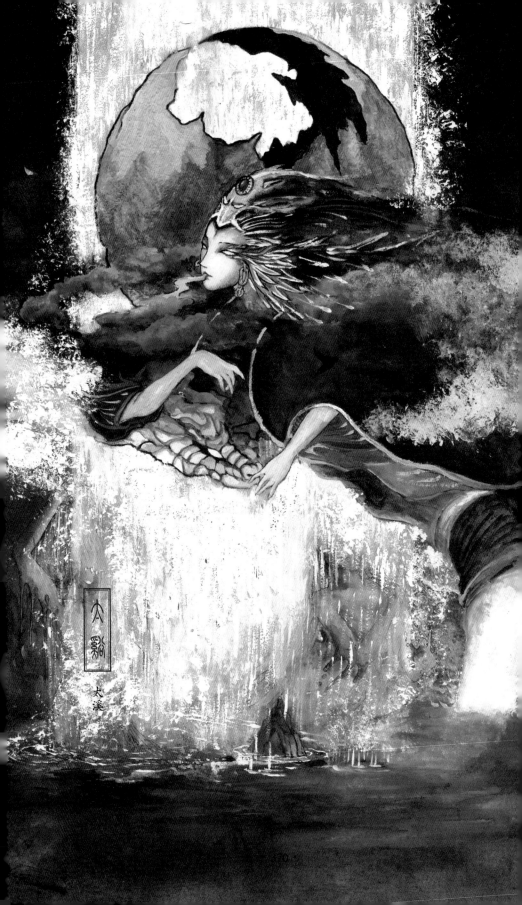

太溪

题画小诗

女娲造人，以象肾主生殖；
溪流潺缓，位处踝后凹陷。
赋气泥胎，本穴输土之性；
巧而成人，伎巧从此而出。

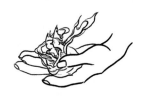

画中故事

经气所注，象示水流由浅入深，称为"输"。太溪为肾经输穴，属土。太溪还是本条肾经经脉的原穴，原即本源、原气之意，是脏腑原气经过和留止的部位。十二经脉在四肢各有一原穴，又名"十二原"。

画中这位人首蛇身的女神是谁呢？

她是女娲娘娘，正在用泥做小人呢，她不仅心灵手巧，还有繁衍生命的本事。你看她引日月之光芒，吹出一口仙气，原本的泥点就化成一个个活灵活现的小人来，这就是女娲造人的传说。肾，有着孕育生命之职，《素问·灵兰秘典论》曰："肾者，作强之官，伎巧出焉。"盖最美的宫殿，生最漂亮的宝宝，非能工巧匠不能为也。

月为阴之精，月影高悬，肾也是人身五脏的阴中之阴，巨大的瀑布象征了奔腾的溪流。它叫"太溪"，又名"吕细"，吕是十二律中阴律的统称，像不像月下的琴音呢？

《素问·至真要大论》云："病本于肾，太溪绝，死不治。"太溪处脉搏跳动，预示着强大的生命力，反之，太溪脉微弱也预示着健康堪忧。我们裸露在外的脚踝其实需要很好的保护。《会元针灸学》记载："肾藏志而喜静，出太深之溪，以养其大志，故名太溪。"溪如大川，川流里做中流砥柱，是肾应所藏的处事出仕之志。

《明堂五脏论》说："肾者，引也，引水谷和利精神。"引什么呢？水与谷，我们全身，对水谷精微的吸收、消化和排泄，都与肾气相关。若肾气空虚，就会"洞泄食不化，身肿如水"，或"水脏久冷，心腹满胀急，两胁满引小腹急痛，胀热"。肾精充沛，精微运转如常，才有"和利精神"的本事。

穴名小解

太溪，太，大也，生命之泉所输注。

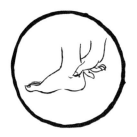

内踝尖与跟腱之间的凹窝。

《针灸大成》："一名吕细。足内踝后五分，跟骨上动脉陷中。男子、妇人病，有此脉则生，无则死。足少阴肾脉所注为俞土。《素注》针三分，留七呼，灸三壮。

"主久疟咳逆，心痛如锥刺，心脉沉，手足寒至节，喘息，呕吐，痰实，口中如胶，善噫（读如'一'），寒疝，热病汗不出，默默嗜卧，溺黄，消瘅（读如'单'，意为内热），大便难，咽肿唾血，疢癖寒热，咳嗽不嗜食，腹胁痛，瘦脊，伤寒手足厥冷。

"东垣曰：'成痿者，以导湿热，引胃气出行阳道，不令湿土克肾水，其穴在太溪。'《流注赋》云：'牙齿痛堪治。'"

注：消瘅，消渴，因津液消耗而消瘦。阳道，作上焦心肺部解。

足少阴肾经

中医典故

黄帝曾经问过针刺的一些法则，岐伯回答说："五脏有输，六腑有合，循脉之分，各有所发，各随其过则病疗也。"强调了五输穴中五脏输穴和六腑合穴的重要性，不知是否巧合，二者均属土，恐怕是因土有能令人和缓平衡的功效吧。

此外中国的五音就源自"土之歌"。春秋时代齐国大夫管子，把土地按照泉水藏在地下的深度分类。七尺为一施（彼时度量单位）。地下水在一施到五施的，分别称作黑埴、斥埴、黄唐、赤垆、渎田悉徙，按照这五种深度掘井引到泉水，再对着井口呼喊，所听到的不同音声就分别是徵、羽、宫、商、角。

如果没有掘井挖水呼喊的经历，管子还做了其他形容，它们听起来像什么呢？

凡是听"徵"声，焦烈燥恕，如火烈声，就好像听到小猪被背走而大猪骇恐大嚎的声音。

凡是听"羽"声，圆清急畅，条达畅意，就好像荒野的马叫。

凡是听"宫"声，浑厚较浊，长远以闻，就好像地窖里的牛鸣。

凡是听"商"声，嘹亮高畅，激越而和，就好像失群迷途的羊叫。

凡是听"角"声，和而不戾，润而不枯，就好像野鸡在树上鸣唱，声音又快又清。

《汉书·律历志》说："声者，宫、商、角、徵、羽。所以作乐者，谐八音，荡涤人之邪意，全其正性，移风易

图解五输穴

俗也。"音乐在古老的中国并非只是耳朵欣赏的旋律，它实实在在，最接地气，土地、距离、制度、音律，它们变换着人的境遇，荡涤去人的邪意。

《内经》伴读

《素问·灵兰秘典论》："肾者，作强之官，伎巧出焉。"

有医家解释说"作强"是负责营造建筑的官员，精雕细琢，巧夺天工。医家高士宗在《素问直解》中亦云："肾藏精，男女媾精，鼓气鼓力，故肾者犹作强之官，造化生人，伎巧由之出焉。"

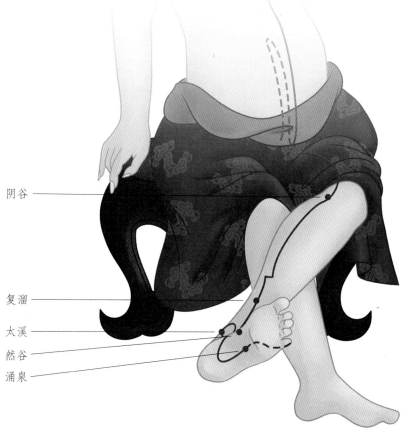

阴谷

复溜

太溪
然谷
涌泉

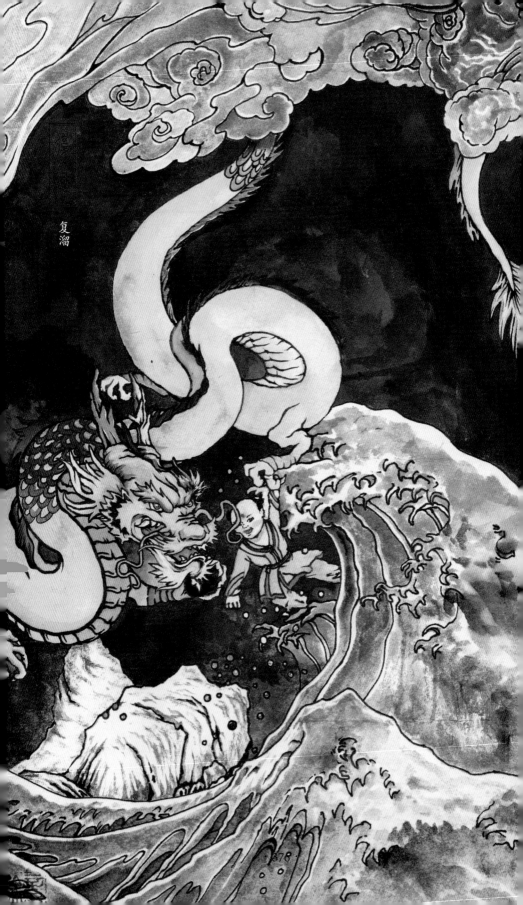

复溜

题画小诗

龙腾复下，肾水于此徘徊；
云海缱绻，复溜善持津液；
童子娱龙，子息为肾所主。

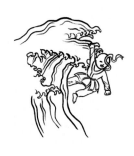

· 377 ·

画中故事

经气所行，象示水在通畅的河道中流过，称为"经"。复溜为肾经经穴，属金。

画中，这个扯着龙爪的小孩要干嘛呢？原来那上冲的是神龙啊，飞腾到这里，有些累了，要原路返回去休息，补充能量再继续出发，这小孩儿正指引它返程呢！这里就叫"复溜"。从城郭两门间来回往返，就是"复"的象形字。肾经这条生命之河在这里稍稍停留，休息一下，补充点能量，所以又有个名字叫"伏白"，那种肃降的气氛弥漫在这里；不久又要出发，所以这里还叫作"昌阳"，热气又逐渐昌盛起来。

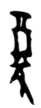

甲骨文"复"

《金针梅花诗钞》中说此穴："止者能流流者止。"说流动太猛烈要泛滥的水势，可以缓和；流动太缓慢要干涸的，可以加速。水肿、癃闭、无汗，用来可使之流；多汗、盗汗，又可使其不流。这就是复溜的作用了。

穴名小解

肾之水反复洄流，滋润脏腑全身。使止者能流，使流者能止，无汗、盗汗都治。穴位属金。

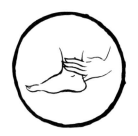

内踝尖儿上三横指，跟腱前缘。

《针灸大成》："一名昌阳，一名伏白。足内踝上二寸，筋骨陷中，前旁骨是复溜，后旁筋是交信，二穴止隔一条筋。足少阴肾脉所行为经金。肾虚补之。《素注》针三分，留七呼，灸五壮。《明堂》灸七壮。

"主肠澼，腰脊内引痛，不得俯仰起坐，目视恍恍，善怒多言，舌干，胃热，虫动涎出，足痿不收履，腨（读如'横'，意为小腿）寒不自温，腹中雷鸣，腹胀如鼓，四肢肿，五肿水病（青、赤、黄、白、黑，青取井、赤取荥，黄取俞，白取经，黑取合），血痔，泄后重，五淋，血淋，小便如散火，骨寒热，盗汗，汗注不止，齿龋，脉微细不见，或时无脉。"

注：虫动涎出，蛔虫在胃肠蠕动，可引起口内唾液增加，以致口水外流。

中医典故

蜀彰明、陈光昌、景文先生所著之《实用针灸学》，系 1935 年江阴承淡安先生"中国针灸学社"之油印本，为东方针灸学社藏版，其中提到："合谷复溜，二穴止汗

发汗，书有明文，针家皆知之。而其所以能止汗发汗之理，
则多未知也，试申言之。夫止汗补复溜者，以复溜属肾，
能温肾中之阳、升膀胱之气，使达于周身而补卫自实也。
泻合谷者，即所以清气分之热，热解则汗自止矣。发汗补
合谷者，则以合谷属阳，清轻走表，故能发汗托邪，随汗
出而解也。佐以泻复溜者，疏卫外之阳，而成其开皮毛之
作用也。至若阳虚之自汗，阴虚之盗汗，固与外邪有别，
而合谷复溜亦能止之者，盖亦以复溜非特能温肾中之阳，
亦且以滋肾中之阴也。尤有进者，寒饮喘逆水肿等症，余
推详其理，借用复溜以振阳行水，合谷以利气降逆，颇有
奇效，可见此中变化无穷，学者当隅反之。"

肾中医称作"水脏"，与冬季相合，最怕燥。这时可
以稍稍吃一些辛辣的食物，作用是"润之"，开毛孔腠理，
使津液得气而行，与复溜穴属金之性，应辛之味异曲同工。
《素问·藏气法时论》讲："肾主冬，足少阴太阳主治。
其日壬癸。肾苦燥，急食辛以润之，开腠理，致津液，通
气也。"

《内经》伴读

《素问·六节藏象论》："肾者，主蛰，封藏之本，
精之处也。"

肾是真阴真阳蛰藏的地方，是封藏的根本，精气储藏
的所在。

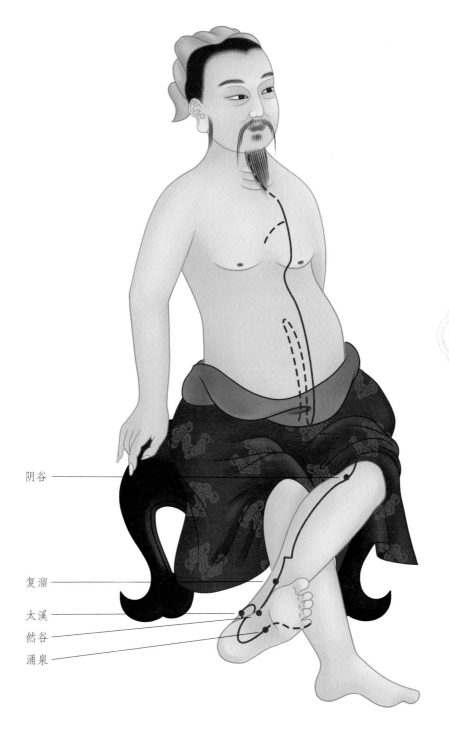

阴谷

复溜

太溪
然谷
涌泉

足少阴肾经

阴
谷

题画小诗

四海龙君，以象合穴之机；
拨云弄雨，正是治水之功。
群集而议，盖因治症杂多；
阴压鸣喑，常解阴中之事。

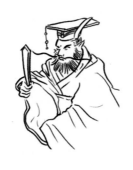

画中故事

经气充盛，由此深入，汇合于脏腑，象示百川汇合入海，称为"合"。阴谷为肾经合穴，属水。

黝黑的水底，在北海黑龙王的召唤下，四方的兄弟们都聚集在阴暗的谷间深潭，森然肃穆，他们在商议什么呢？

原来是商议通利水道，降落天雨的大事呢。下首为黑色北海之君，上首为赤色南海之君，左首青色东海之君，右首白色西海之君，这是想象圣人面南而立，背靠北方的视角创作。

"谷"就是肉之大会，针灸这里可以激发本条肾经经脉的水性，缓解身体中的"旱情"，加固封藏肾精之能，既能利水通行，又能补水补固。

若是遇到肝胆虚弱，还可用水去生"木"。全身上下一共五十七处治疗水症的穴位，把它们聚在一起，就是身体里的水族。

肝与肾，在五脏中位置很低，处在人体的下焦。在阴位行阴之事，阴谷责无旁贷。

穴名小解

内为阴，外为阳，膝盖内侧之谷，称阴谷。自此入委中穴，潜在足太阳膀胱经下方上行。

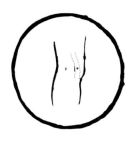

腘横纹内侧两筋间，即半腱肌腱与半膜肌腱之间。

《针灸大成》："阴谷。膝下内辅骨后，大筋下，小筋上，按之应手，屈膝乃得之。足少阴肾脉所入为合水。《铜人》针四分，留七呼，灸三壮。

"主膝痛如锥，不得屈伸。舌纵涎下，烦逆，溺难，小便急引阴痛，阴痿，股内廉痛，妇人漏下不止，腹胀满不得息，小便黄，男子如蛊，女子如娠。"

中医典故

《素问·水热穴论》中黄帝曾问，肾这个水脏如果津液管理不善，如何致病呢？

岐伯回答说："肾者，胃之关也。关门不利，故聚水而从其类也。上下溢于皮肤，故为胕肿。胕肿者，聚水而生病也。"如何理解呢？

肾称得上是胃的城关。《类经》说："关者，门户要会之处，所以司启闭出入也。肾主下焦，开窍于二阴，水谷入胃，清者由前阴而出，浊者由后阴而出，肾气化则二阴通，肾气不化则二阴闭，肾气壮则二阴调，肾气虚则二阴不禁，故曰肾者，胃之关也。"

原来这道关是无形的，是肾中阳热之气铸就的，肾中气化功能强，则胃中水谷能各行其道；若气化功能弱，二阴便就像被锁在了城门里，出不来了。

《内经》伴读

《素问·五藏生成》："肾之合骨也，其荣发也，其主脾也。"

肾外合是骨，它的外荣表现于发，制约肾脏的是脾。

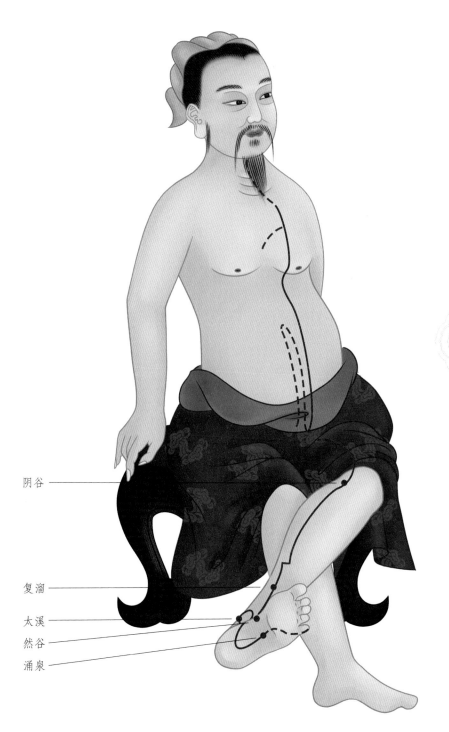

阴谷

复溜

太溪
然谷
涌泉

足少阴肾经

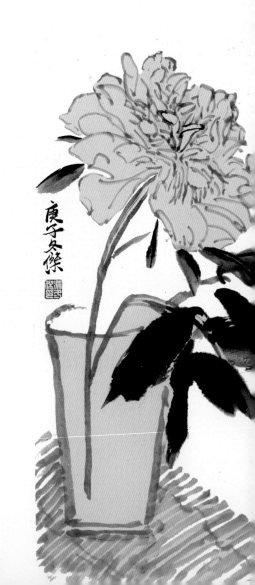

足太阳膀胱经

茅　亭

[明]李梴

茅亭结起至阴边，
通谷浮云四望烟。
束骨近同京骨峙，
昆仑摇与委中连。

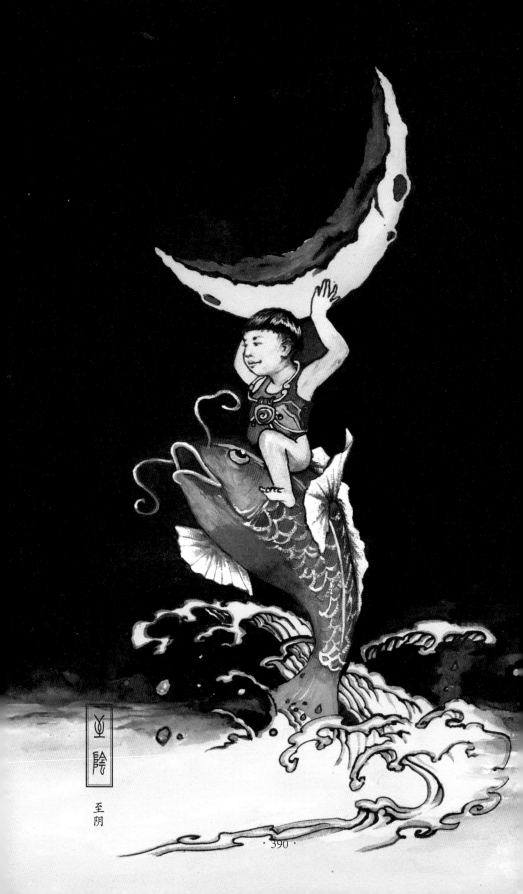

至阴

题画小诗

冥漠含精已有形，
抱月跨鱼谁显神。
思接天地知我有，
想沉渊海转此身。

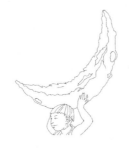

画中故事

经气所出，象示水的源头，称为"井"。至阴是膀胱经井穴，属金。

水声叮咚，轻波微漾。一个穿肚兜的小朋友乘着一条红鱼，轻轻地，从金色水域中跃起，他手中举着什么呢？是一轮弯弯的月亮。古人云，月乃太阴之精。黝黑的天空和映月的水面遥相呼应，不正是从阳入阴嘛！胎儿也是一团父精母血，足月才能降生，弦月色白为金，呼应井穴属性。

古时候有这样一个故事：唐代医家张仲文遇到一位难产的妈妈，小孩被卡在了产道旁。正常都是头先出来，不过这个小娃先伸出了手，这可怎么办？画符的道士，开方的先生在堂屋乱作一团。张仲文眉头皱也不皱，拿了几个艾炷在她右脚小脚趾甲根处灸起来，只三壮，娃娃的头竟然转出来了，母子转危为安，一家人大喜过望。《医宗金鉴》记载："横逆难产灸奇穴，妇人右脚小指尖，炷如小麦灸三壮，下火立产同神仙。"

你看，宝宝在母亲肚子里时，那个与外界沟通的秘密通道就在母亲的小脚趾这里，如果肚子里有什么难消化的食物、肿块，为什么不试试这里呢？也许烧几团艾草就解决了。

穴名小解

到达接受土气最盛的足尖，又通足少阴肾经。方上行。

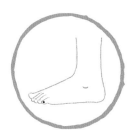

小趾外侧指甲角。

《针灸大成》："足小趾外侧，去爪甲角如韭叶。足太阳脉所出为井金。膀胱虚补之。《铜人》针二分，灸三壮。《素注》针一分，留五呼。

"主目生翳（读如'意'，意为眼球上生的障蔽视线的白膜），鼻塞头重，风寒从足小趾起，脉痹上下带胸胁痛无常处，转筋，寒疟，汗不出，烦心，足下热，小便不利，失精，目痛，大眦痛。根结篇云：'太阳根于至阴，结于命门；命门者，目也。'"

注：脉痹，痹病的一种，主要表现为血脉方面变化，症见不规则发热，肌肤灼痛，或皮肤红斑等。

中医典故

"至"就是到了，甲骨文的外形像是一人倒立朝下，头顶床板，有回归之意。

甲骨文"至"

《说文》字典里说，"至"就是飞鸟从高处俯冲的样子，下面的一横是地面。

至阴，就是到了阴之分野，从哪儿来的呢？长长的足太阳膀胱经。"至阴"之后，就游进了足少阴肾经，"斜交于涌泉"。小孩子顺产也就是转换阴阳的过程，正是至阴的拿手本领。这里还是足太阳之根。

肾与膀胱互为表里：足太阳膀胱经壬水，足少阴肾经癸水。

肾为阴脏，膀胱为阳腑。同秉大气中水气而生。壬与癸，分别为水气的阳性、阴性之称。水气有封藏作用。膀胱经水气的封藏作用，由上而下，肾经水气的封藏作用自下而上，以成一圆运动。足者，膀胱经自头走足，络肾，主降。肾经自足走胸，络膀胱，主升。太阳少阴者，太阳寒水少阴君火。膀胱经秉阳水之气，肾经秉阴水之气，兼秉阴火之气。

《内经》伴读

《灵枢·经水》："足太阳外合清水，内属于膀胱，而通水道焉。"

膀胱经外合于清水，内联属膀胱，善通调全身水道。

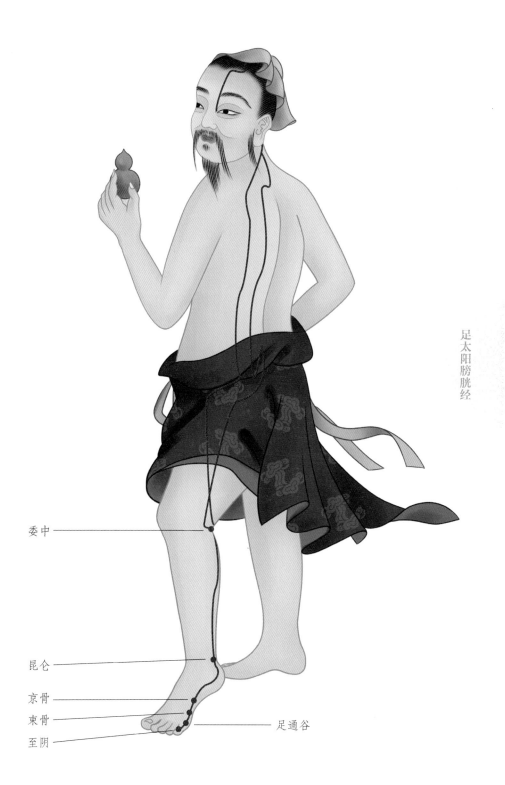

委中

昆仑

京骨

束骨

至阴

足通谷

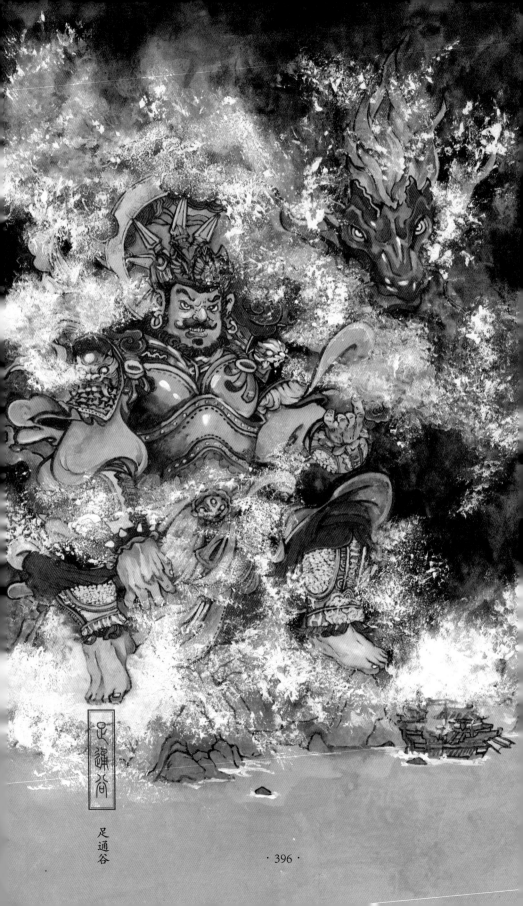

足通谷

题画小诗

抟食转味大江流，
风帆不动寒水中。
漕河盐马休古道，
搬山跨波两足功。

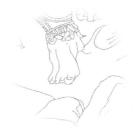

画中故事

经气所溜，象示刚出的泉水微流，称为"荥"。足通谷为肾经荥穴，属水。

河流中的漕运大船缓缓航行，载着腐熟的谷物、酱菜、酒糟之类，又到了这个关卡。

原来黝黑的群山之中，有位守关的天将，他环眼虬髯，盔甲闪亮，一边凝视水面动静，一边喂食新俘获的火龙。浮云在他身侧流转，脚如小山踩在山间。

这船就像是巨人的玩具，如果火龙安静，天将会攒紧脚趾，为大船的下一次航行鼓风而努劲；若是火龙不安，他也会头昏脑胀，脚步乱踏，诸多货物也只好停在关外，无奈等待。

脚趾端是阳气的起点，血气自趾尖蒸腾后遇冷，成涓涓细流，正如荥穴。其属水性寒，正可降伏火龙。

足通谷，在足小趾外侧，第五跖骨关节前的凹窝里。

通就是通达；谷，一说指水谷，意思是此穴能通水谷，泻胃海积食。

谷还有什么意思呢？

这里像小山谷；还有的医生说，通的是足少阴肾经的荥穴然谷穴，治症很类似，所以你看这火红的巨龙，是不是在然谷中见过呢？

正是"疏风亦能通谷，治头还顾肚腹。肠道弯弯如河，留饮宿食皆去"。

穴名小解

足太阳经近终点，谷象征阴。又谷为水谷，饮食不化可用。

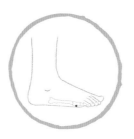

足小趾与足掌构成的关节前方凹窝中。

《针灸大成》："足小趾外侧本节前陷中。足太阳脉所溜为荥水。《铜人》针二分，留五呼，灸三壮。

"主头重目眩，善惊，引鼽（读如'求'，意为鼻子堵塞不通）衄（nù，意为鼻孔出血，也泛指五官和肌肤等出血），项痛，目俈俈，留饮胸满，食不化，失欠。

"东垣曰：'胃气下溜，五脏气乱，在于头，取天柱、大杼；不知，深取通谷、束骨。'"

注：留饮，痰饮病一种。体内过量的水液不得输布气化，停留在某处，日久留而不去。

中医典故

身体内过量的水液得不到输布气化，停留在某个角落，生的病叫痰饮，痰饮久了，留而不去就称为留饮。通胀消谷化痰浊，清热散风，可用到足通谷穴。

水就要润下而行。《尚书·洪范》里说五行："一曰水，二曰火，三曰木，四曰金，五曰土。水曰润下，火曰炎上、木曰曲直，金曰从革，土爰稼穑。润下作咸，炎上作苦，曲直作酸，从革作辛，稼穑作甘。"

就是说，曲直是木性，要把能量疏泄出来；炎上是火性，要把火力宣通四方；稼穑就是种植和收割的意思，是土性，运化收纳万物；从革是金性，革"谓顺人之意以便变更成器，虽屡改易而无伤也"。就是顺着人的想法而成型，像流动的铁水灌注到模具中，铸成固定的形状，金性就是把四散的热收敛回来；润下是水性，就像水总是朝下流动一样，封藏能量。

《内经》伴读

《素问·四气调神大论》："冬三月，此为闭藏。水冰地坼，勿扰乎阳。早卧晚起，必待日光。"

冬天的三个月，明月闭藏，是生机潜伏，万物蛰藏的时令，当此时，水寒成冰，大地开裂，人们应该早睡晚起，待到日光照耀方可活动，不要扰乱阳气。

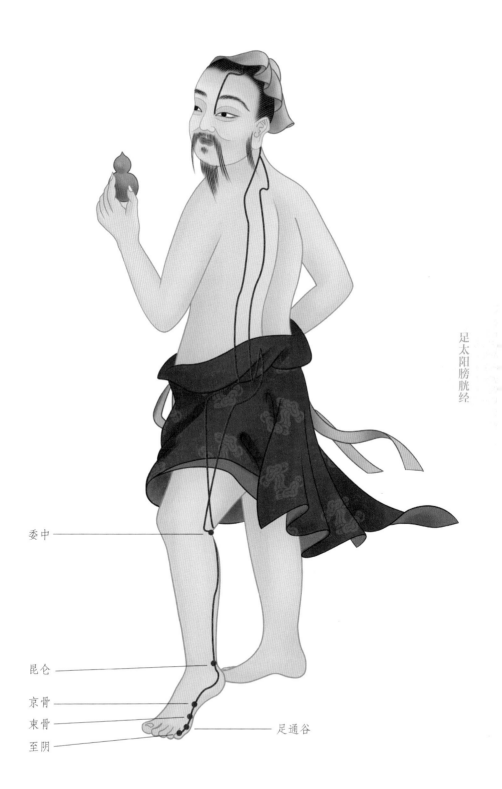

足太阳膀胱经

委中

昆仑

京骨

束骨

至阴

足通谷

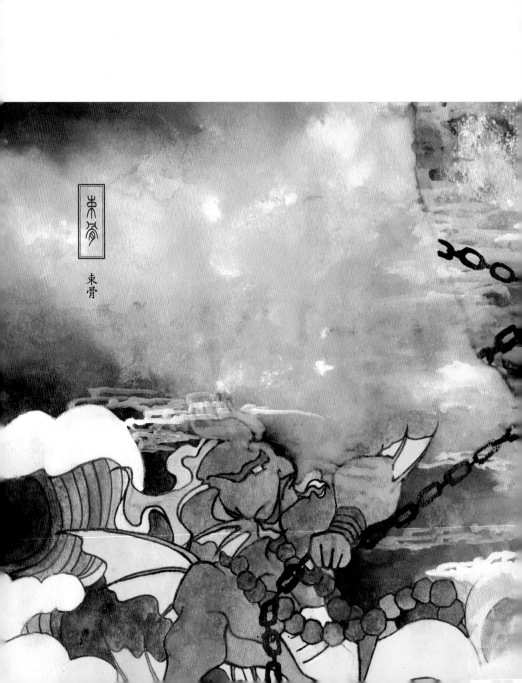

题画小诗

支离零落一周天，
谁将宇宙住混沦。
共工祝融激水火，
铁索银环锁乾坤。

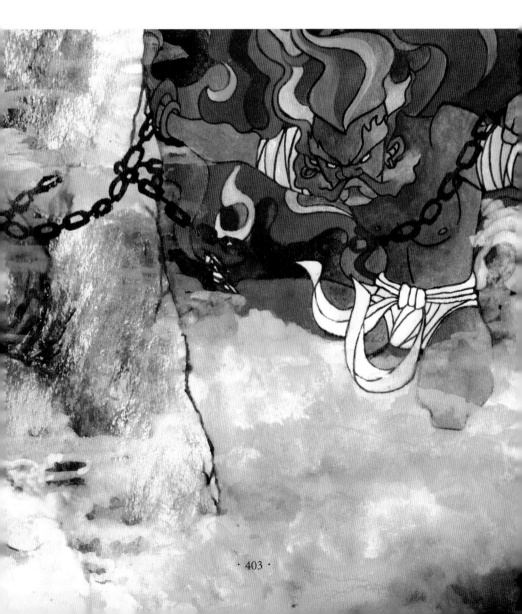

画中故事

经气所注，象示水流由浅入深，称为"输"。束骨为膀胱经输穴，属木。

《淮南子·天文训》载："昔者共工与颛顼争为帝，怒而触不周之山，天柱折，地维绝，天倾西北，故日月星辰移焉；地不满东南，故水潦尘埃归焉。"共工为了和颛顼争夺天下，一怒之下撞断了"天柱"不周山，结果天就朝着东南方倾倒，悬挂在天上的星月一并滑下来，成就了中国西北高、东南低的地势。

自从不周山被共工撞断，天柱旁的守卫就变得异常森严。云气之中，青、赤二神护在山前。突然间巨浪滔天，飞云流瀑，水雾之中，天柱似乎又要散裂开来，两神左右用力，一个木性温通，一个火性助热，牢牢地用铁索捆住，这才稳住了地动山摇。

古之天柱，传说是女娲砍断了巨鳌的腿足，来撑天。当时的鳌，背壳顶着天，四脚踩着地，是无与伦比的神兽。你看这天柱，是不是还有腿足的痕迹样貌啊？

"束骨"是古人给跖骨小头那一侧的称呼，束骨可以约束，古代女子缠足即在此捆扎。束骨穴借用了这块骨头的名称，能治疗肢节疼痛纵缓之症。《金针梅花诗抄》里说："腰髀如折腨如裂，穴名束骨真绝妙。"腰啊、腿啊感觉快要散了架，赶快用束骨"拉紧"。不仅如此，木性条达、温和，在天为风，此穴善促小儿骨骼生长，也能将成人疏松的骨质重新捏合在一起。

"束"字，和东方的"东"字类似，状如捆扎在木棍上的行囊，字如穴之用。古代中医治水肿，会用布带将腰部扎起来，这也叫"束"。

甲骨文"東"

甲骨文"束"

穴名小解

　　束紧脚趾骨处，能收束骨节缓纵诸病。

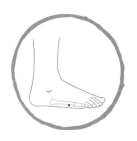

长骨，跖趾关节前端凹窝中。

　　《针灸大成》："足小趾外侧本节后，赤白肉际陷中。足太阳脉所注为俞木。膀胱实泻之。《铜人》灸三壮，针三分，留三呼。

　　"主腰脊痛如折，髀（读如'必'，意为大腿，也指大腿骨）不可曲，腘（读如'呱'，意为膝部的后面）如结，腨如裂，耳聋，恶风寒，头囟项痛，目眩身热，目黄泪出，肌肉动，项强不可回顾，目内眦赤烂，肠澼，泄，痔，疟，癫狂，发背，痈疽（读如'拥居'，意为毒疮），背生疔疮。"

注：发背，痈疽生于脊背，膀胱经及督脉循行部位，火毒内蕴所致。

中医典故

古人对天空的看法也不断演化。西汉中期成书的《周髀算经》和魏晋时期的《晋书》都说"天员如张盖，地方如棋局"；又有"天象盖笠，地法覆盘"之说，大地中间一座超高峰撑住天，四幕低垂，好像斗笠，地像一只倒扣的盆。共工神话也属于盖天说范畴。

黄帝和岐伯也曾论天。《素问·五运行大论》记载："帝曰：地之为下否乎？岐伯曰：地为人之下，太虚之中者也。帝曰：冯乎？岐伯曰：大气举之也。燥以干之，暑以蒸之，风以动之，湿以润之，寒以坚之，火以温。故风寒在下，燥热在上，湿气在中，火游行其间，寒暑六入，故令虚而生化也。故燥胜则地干，暑胜则地热，风胜则地动，湿胜则地泥，寒胜则地裂，火胜则地固矣。"

我们常觉得脚踩大地，地就在下。但在宇宙太虚中，地实际上悬停在空中，何故？是大气托举。天之燥气使它干燥，暑气使它蒸腾，风气使它动荡，湿气使它滋润，寒气使它坚实，火气使它温暖，所以风寒在下在内，燥热在上在外，湿气在中，它们在一年中轮流值守，才萌生万物。暑气太过地就热，风气太过地就动荡，湿气太过地就泥泞，寒气太过地就坼裂，火气太过地就坚固。《黄帝内经》中此段已近乎浑天说的论述了。

《内经》伴读

　　《素问·四气调神大论》："冬三月……使志若伏若匿，若有私意，若已有得，去寒就温，无泄皮肤，使气极夺。"

　　冬季要让自己的情志心神收藏起来，好像已经收获满满，保持温暖远离寒凉，不要使皮肤开泄，阳气受损。

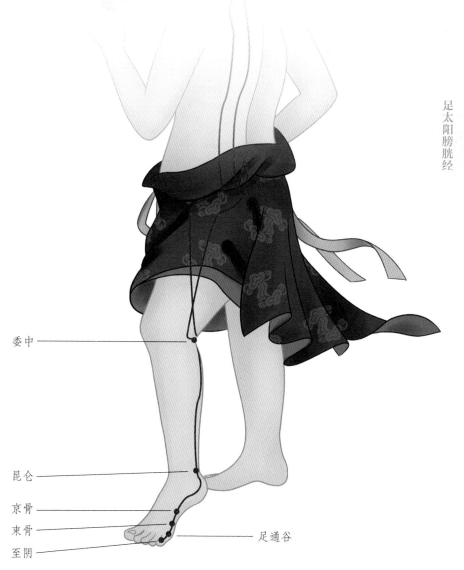

足太阳膀胱经

委中

昆仑

京骨

束骨

足通谷

至阴

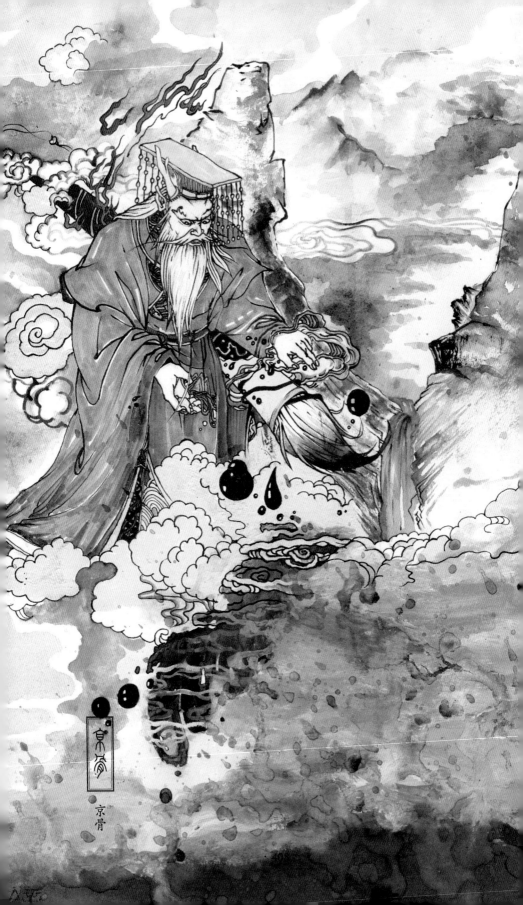

京骨

题画小诗

铁钩银划划地开，
碧澜就此作圆方。
人间笔墨不留痕，
却作北海水晶王。

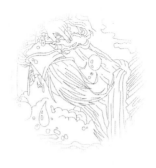

· 409 ·

画中故事

京骨是本条经脉的原穴，原即本源、原气之意，是脏腑原气经过和留止的部位。十二经脉在四肢各有一原穴，又名"十二原"。《难经·六十六难》言："五脏六腑之有病者，取其原也。"

画面上的龙君腾云驾雾在半空中，俯视着涛涛的江河湖海，这就是它藏宝贝的地方，是它的水族王宫。水势绵延，天地氤氲。它倾倒藏着全境之水的江崖纹大碗，又取出指挥河流的大笔，顺势一挥，只见江河汇聚成瀑，透过云端，倾泻而下。笔杆好似火龙之柱，为寒水注入一股热气，水可流，江可聚。裹着火苗的毛笔象征其气化水液、以热祛寒、疏通水道的本领。

"京"字的形象就是一处高台。《说文解字》里说"京，人所为绝高丘也"。是人造的高台土丘，瞭望敌军用的。不仅高，这座城也大、人也多，慢慢就成了都城，乃至首府。现在我们还有北京、南京这么多庞大的城市。《东观汉记》："又京作原，古通用。"京即原字。京骨穴是足太阳膀胱经的原穴，能又广又大地散发水的寒气，也是三焦热气游行出入的地方。身体若虚弱，针刺这里就是补，身体若邪盛，针刺这里就是泻，原穴功能就是虚实症皆拔之。

穴名小解

京骨，骨、穴同名。京，巨大者。

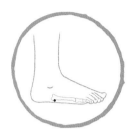

沿小趾外侧向脚跟方向推，中途有一长骨，骨端凸起前端凹窝中。

《针灸大成》："足外侧大骨下，赤白肉际陷中，按而得之，小指本节后大骨名京骨，其穴在骨下。足太阳脉所过为原，膀胱虚实皆拔之。《铜人》针三分，留七呼，灸七壮。《明堂》五壮。《素注》三壮。

"主头痛如破，腰痛不可屈伸，身后侧痛，目内眦赤烂。白翳（读如'意'，意为眼球上生的障蔽视线的白膜）侠内眦起，目反白，目眩。发疟寒热，喜惊，不饮食，筋挛，足腨（读如'横'，意为小腿），髀（读如'必'，意为大腿，也指大腿骨）枢痛，颈项强，腰背不可俯仰，伛偻，鼻衄（读如'求'，意为鼻子堵塞不通）不止，心痛。"

中医典故

水脏之肾并不是平静如水，而是藏着一股火气，一脉真气，一份元阳。中医看待阴阳，无不是阴中有阳，阳中有阴，你中有我，我中有你。肾的水可不是一潭死水，而是有着一股阳热能使水上下翻腾。

肺与大肠、肾与膀胱，靠着小肠与肾的热力把水重新蒸腾上去，润泽上焦，让怦怦跳动的火热的心脏不那么灼烧，这是肾阳的功劳。

唐容川在《医经精义》中说："肾中之阳，蒸动膀胱之水，于是水中之气，上升则为津液……游溢脏腑内外，则统名津液，实由肾阳蒸于下，膀胱之水化而上行。"

如果这份热力不够，水蒸不上去，自然会有燥的症状，口渴，咽干，皮肤皴裂，水到了肚腹里，只降不升，这就是苦"燥"，肾最为痛苦的"燥"。

《内经》伴读

《素问·灵兰秘典论》："膀胱者，州都之官，津液藏焉，气化则能出矣。"

膀胱主管全身津液，是藏水的地方，但水要蒸腾运化，需要热力的带动、气化才能排出。

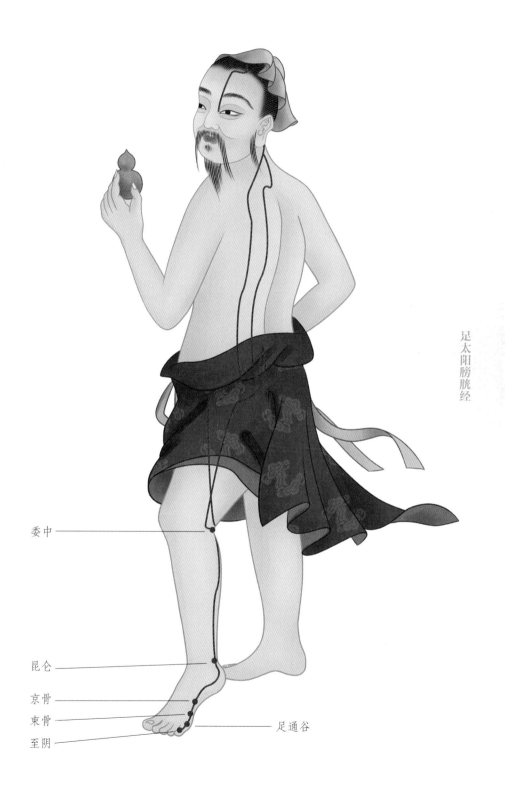

委中

昆仑

京骨

束骨 　　　　　　　　　　　　足通谷

至阴

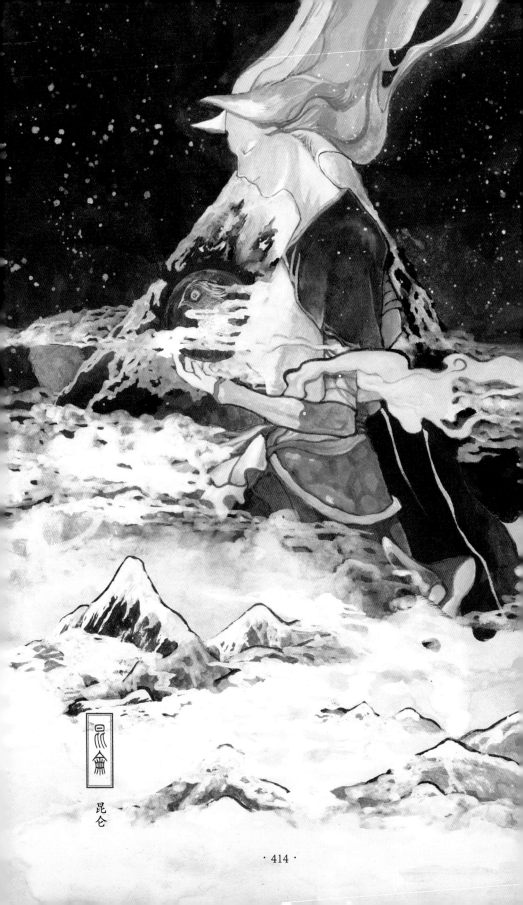

昆仑

题画小诗

祖龙之源接西极，
雪沃冰川下瑶池。
啸云捧月听王母，
驾龙巡边游天子。

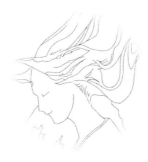

画中故事

经气所行，象示水在通畅的河道中流过，称为"经"。昆仑为膀胱经经穴，属火。

远远一座雪山高耸入云，可闭目凝神的西王母，却似乎更高一筹，她的膝下，一座座矮矮的山包左一丛右一簇，如同王母的茶点。你看她豹尾斑斓，发中藏角，人面虎躯，把日月都把玩在股掌之中。传说昆仑乃红日西落之处，日中有三足乌，原来竟在王母的手心里。

昆仑山中人神共处，前后有黑水和赤水流经，弱水环绕，外侧就是火焰山。还有传说昆仑是黄帝的"下都"，这里的禾苗，长得有七八米那么高，五人合抱那么粗；有九口深井，盛产好玉，宫殿的门槛都是玉石造的，有巨兽把守；众多的神仙都住在这儿，万物应有尽有，当然还有象征长生的捣药兔、胖蟾蜍。

穴名小解

昆仑穴所在，踝尖如最高峰，气血披沥百川。

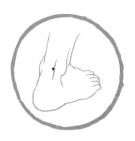

外踝尖与跟腱间凹窝。

《针灸大成》："足外踝后五分，跟骨上陷中，细脉动应手。足太阳膀胱脉所行为经火。《素注》针五分，留十呼。《铜人》针三分，灸三壮。妊妇刺之落胎。

"主腰尻（kāo，意为屁股），脚气，足腨肿不得履地，鼽（读如'求'，意为鼻子堵塞不通）衄（nǜ，意为鼻孔出血，也泛指五官和肌肤等出血），腘（读如'呱'，意为膝部的后面）如结，踝如裂，头痛，肩背拘急，咳喘满，腰脊内引痛，伛偻，阴肿痛，目眩痛如脱，疟多汗，心痛与背相接，妇人孕难，胞衣不出，小儿发痫瘛疭（读如'赤纵'，意为惊风，痫病，亦泛指手足痉挛）。"

中医典故

山有高低，天下众多的群山排序，古人认为排第一的，就是"昆仑"。如果说中华大地是一条龙，这儿就是"龙脉之祖"，所有"经脉"的祖先和源头。外踝尖和脚腕后跟腱之间的凹陷就是昆仑穴，推至骨头，会觉得酸痛。这里的气血，从绝顶俯冲，那种瀑然的气势"披沥百川"，像把积雪融化成水，沿着陡峭粗糙的山体一丝丝披散开。足太阳之经水，到此有"气质升高促阳而返下之象，故名昆仑"。所以昆仑治症多关乎头部。

《明史》里记载浙江诸暨有个人驼背，要挂拐才能行走，医家周汉卿说为其治疗，只刺两脚的昆仑穴，"顷之投杖去"。血涩实是气滞，气统帅血来行走。背驼用脚腕治，气血一行，筋脉有了濡养，拐杖马上就扔了。除了举步维艰，脚软腰痛外，生产时胞衣不脱或是难产，都可以用"昆仑"
疏通经气。

《内经》伴读

《素问·异法方宜论》："北方者，天地所闭藏之域也。
其地高陵居，风寒冰冽。"

北方，是天地收藏的地方，地势高，气候寒冷。

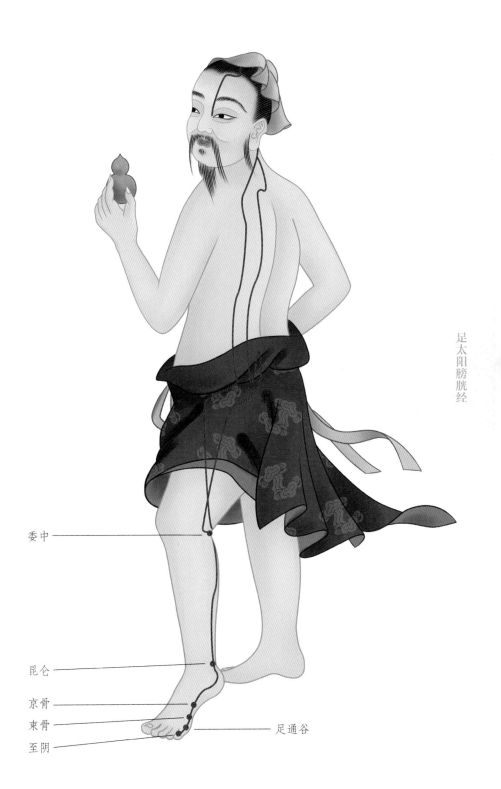

委中

昆仑

京骨

束骨

至阴

足通谷

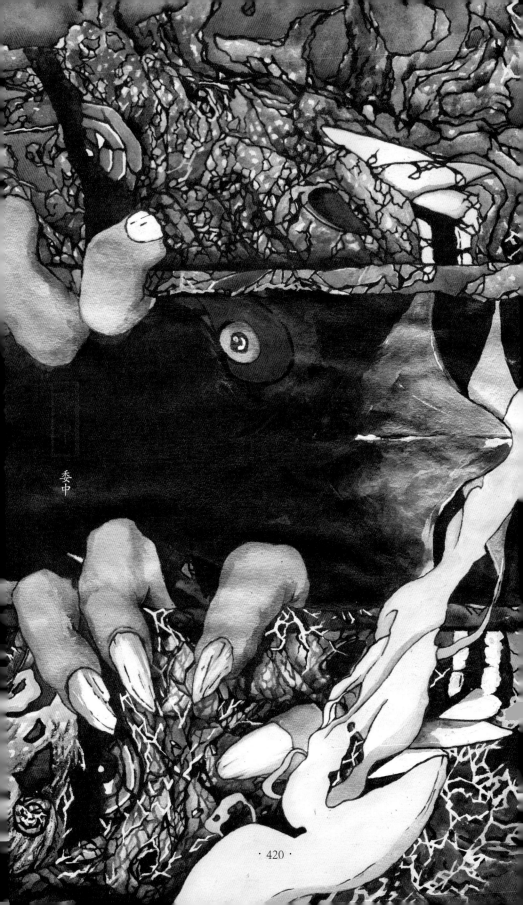

题画小诗

盘龙锁结海已冬，
冰封独望百川奔。
展翼分海金翅力，
一啄还作大地春。

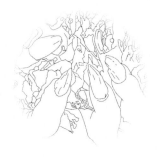

画中故事

经气充盛，由此深入，汇合于脏腑，象示百川汇合入海，称为"合"。委中为膀胱经合穴，属土。

凝固的冰山中寒湿交织，山前冰龙把守，人困在其中。大鹏金翅鸟用利爪撕开龙门，探出巨大的喙啄破冰层，就像针刺时刺破经穴而挤出恶血，排出邪气。

《针灸大成》记载："伤寒四肢热，热病汗不出，取其经血立愈。"

膝窝正中间就是"委中"。委是委顿，委曲，突然在这里点穴，膝盖一软就要跪倒。它又名"血郄（读如'细'，同'隙'）"，意为出血的孔。

放血自古就是东西方通用的治疗方法。膀胱经和肾经在这相汇合，一个继续向下，一个向上，腰为肾之府，这里连通肾经，自然对腰痛有效，所以说"腰背委中求"。

"刺郄中出血"，把颜色紫黑的血放尽，当流出的血液变红时就停，这叫"血变而止"，"针入即安"，这就是几千年来的"治腰要诀"了。

穴名小解

委中所在，委曲处的中央。其治症有"腰背委中求"，四总穴之一。

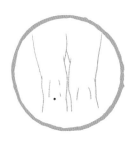

腘横纹正中，两条大筋中间。

《针灸大成》："一名血郄（读如'细'，同'郄'）。腘（读如'呱'，意为膝部的后面）中央约纹动脉陷中。令人面挺伏地，卧取之。足太阳膀胱脉所入为合土。《素注》针五分，留七呼。《铜人》针八分，留三呼，泻七吸。《甲乙》针五分，禁灸。《素问》刺委中大脉，令人仆脱色。

"主膝痛，痛及拇指，腰侠脊沉沉然，遗溺，腰重不能举体，小腹坚满，风痹，髀（读如'必'，意为大腿，也指大腿骨）枢痛，可出血，痼（读如'顾'，经久难治愈的）疹皆愈。伤寒四肢热，热病汗不出，取其经血立愈。委中者，血郄（读如'细'，同'郄'）也。大风发眉堕落，刺之出血。"

注：痼疹，经久难治之疹病。大风，为癞病，大麻风，症初起时，患处麻木不仁，次成红癍，继而肿溃无脓，久则蔓延全身肌肤、出现眉落、目损、鼻崩、唇裂、足底穿等重症。

中医典故

民国深秋时的河北沧州，瘟疫流行，李书春经常来回奔波。这一天，翟家来请他，全家六口人同时患病。李书春诊脉在先，发现脉象已经若有若无，大家面色苍白，气喘心乱，头眼昏花，不能说话，好像醉酒了一样。这叫"冬瘟"，俗称叫"蛤蟆瘟"，本来冬眠的小动物又跑出来了，天时不正。李书春像古代的侠客一样，吞了两杯烧酒，防止传染；马上针刺病人鼻尖、舌下、耳后、手指头尖儿上的十二个井穴，还有肘窝的尺泽和腿窝的委中，随即又开一方中药清胸中内热。经他救治，一家老小才躲过一劫。

明代时有个半身瘫痪的病人，脚指头无法伸展，没有知觉，大夫用长针刺委中，深刺到骨头了，他都不知道痛，出了一两碗黑色的血，配合服药三个月，瘫痪的病人竟然好了。

《四总穴歌》出自《针灸大成》，在民间广为流传。即："肚腹三里留，腰背委中求，头项寻列缺，面口合谷收。"意思是：胃肠问题，可按摩足三里穴；腰酸背痛，可取委中；头痛项强可取列缺；面口有恙，可取合谷穴。今人又增加如"心胸内关谋"等，更加前面、完善，方便记忆。

《内经》伴读

《素问·异法方宜论》："北方者……其民乐野处而乳食，脏寒生满病，其治宜灸焫。"

北方的居民幕天席地，喜欢居住在野外，吃牛羊奶，容易造成脏腑寒凉，所以适宜的治法是艾灸。

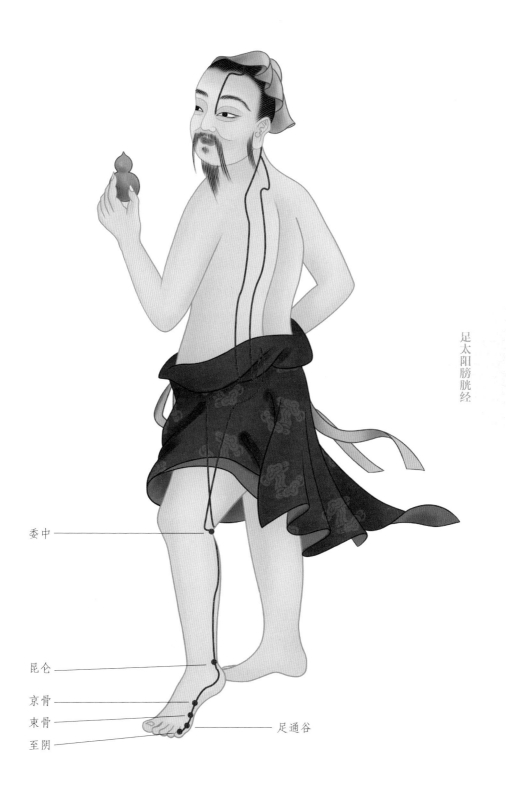

足太阳膀胱经

委中

昆仑

京骨

束骨

至阴

足通谷

畅神机

天地之机一转，而万物之气咸从。

谧谧漠漠，神魂出入之枢何在；

混混宕宕，精魄抟转之质孰成？

上下定位，左右之名已立，

身心并呈，物我之性已通。

升之何极，迥迥积为昊天，

降之何幽，沉沉落为大地。

逐光必明，集精而成双轮，

斥浊厘体，厌秽便为糟澧。

转侧非一，犹疑生于左右，

跃扬飞横，力用据于厚坤。

忧结气移，此心常怀自伤，

超绝河海，逸情忽越颠顶。

自守其中，七情因而含焉，

偶失所执，皮毛尽付涣然。

冲决腾涌，铎然谁堪当之，

惊骇失藏，惶然射入九幽。

三垣揆度，呼吸之路谁行，

世界盈缩，血脉之潮何生？

星标天布，海织水纬，内外之分可真？

情分喜怒，心周粗妙，微细之机难一。

故夫，观身之机而知天之枢，竭世之枢而明心之度。

纲纽橐运，而星驰于神魂之变，

小大同舒，而气动于百穴之辟也。

心循于脉，脉布于身，身交于器，器现于心。

交织内外，联络天地者，

有其经，有其纬，有其分，有其合。

天地心身分合交通者，而成经脉穴纽形名之托也。

思神机气立，身心离合之理，偶有所感，以成斯文。

——石怀东

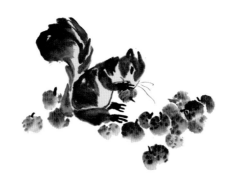

参考文献

1. 张永臣 . 古今针灸医案选粹 . 北京：中国中医药出版社，2016

2. 高式国 . 高式国针灸穴名解 . 北京：人民军医出版社，2012

3. 路辉 . 古中医悟性 . 北京：中国中医药出版社，2016

4. 黄帝内经素问校释 . 第 2 版第 7 次 . 北京：人民卫生出版社，2010

5. 灵枢经校释 . 第 2 版第 6 次 . 北京：人民卫生出版社，2011

6. 杨继洲 . 针灸大成 . 第 2 版第 17 次 . 北京：人民卫生出版社，2017

7. 郑魁山 . 郑氏针灸全集 . 北京：人民卫生出版社，2000

8. 王洪图 . 王洪图内经讲稿 . 北京：人民卫生出版社，2008

9. 田从豁 . 古代针灸医案释按 . 北京：人民军医出版社，2001

10. 陆瘦燕 . 陆瘦燕金针实验录 . 北京：人民军医出版社，2008

11. 周楣声 . 周楣声医学全集 . 青岛：青岛出版社，2012

12. 陆瘦燕 . 陆瘦燕朱汝功论经络 . 上海：上海科学技术出版社，2014

13. （日本）代田文志 . 针灸真髓 . 北京：学苑出版社，2008

14. 流沙河 . 白鱼解字 . 北京：现代出版社，2014

15. 唐汉 . 发现汉字 . 北京：红旗出版社，2015

16. 秦越人 . 难经 . 北京：人民卫生出版社，2010

17. 倪海厦论述经络课程录音及文字资料